CONTRIBUTION A L'ÉTUDE

DES

LARVES DE DIPTÈRES

TROUVÉES DANS LE CORPS HUMAIN

Invita invitum lædit.

PAR

Georges PRUVOT

Docteur en médecine de la Faculté de Paris
Licencié ès-sciences naturelles de la Faculté de Paris

AVEC DEUX PLANCHES

PARIS
ALPHONSE DERENNE
Boulevard Saint-Michel, 52
1882

CONTRIBUTION A L'ÉTUDE

DES

LARVES DE DIPTÈRES

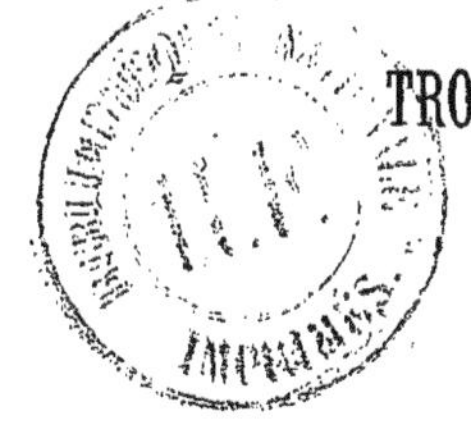

TROUVÉES DANS LE CORPS HUMAIN

Invita invitum lædit.

PAR

Georges PRUVOT

Docteur en médecine de la Faculté de Paris
Licencié ès-sciences naturelles de la Faculté de Paris

AVEC DEUX PLANCHES

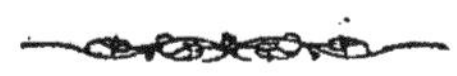

PARIS
ALPHONSE DERENNE
Boulevard Saint-Michel, 52
1882

A MA GRAND'MÈRE

A MON PÈRE, A MA MÈRE

A MES FRÈRES, A MA SŒUR

A MES PARENTS

A MES AMIS

A MON PRÉSIDENT DE THÈSE

M. LE PROFESSEUR LABOULBÈNE

A MES MAITRES DANS LES HOPITAUX DE PARIS

CONTRIBUTION A L'ÉTUDE

DES LARVES DE DIPTÈRES

TROUVÉES DANS LE CORPS HUMAIN

Invita invitum lædit.

INTRODUCTION

Réaumur, se basant sur le résultat négatif de quelques expériences, croyait pouvoir affirmer qu'aucune larve d'insecte ne peut se développer sur un être vivant, à plus forte raison sur le corps humain. Pourtant, sans remonter jusqu'à l'antiquité (1), Leuwenhoek et d'autres observateurs

1. Plutarque nous apprend que les rois de Perse condamnaient les plus grands criminels à être dévorés tout vifs par les mouches. Ils faisaient placer le coupable entre deux bateaux d'égale longueur, dont l'un recouvrait l'autre; mais les mains, les pieds et la tête du patient étaient à nu. Sa face, exposée aux rayons d'un soleil ardent, était enduite de miel afin d'attirer sur lui des essaims de mouches. Les larves qui naissaient des œufs de ces insectes lui entraient dans la chair et pénétraient même jusque dans ses entrailles. Plutarque dit encore que Mithridate, condamné par Artaxerxès Longue-Main à cet horrible supplice, vécut quatre-vingt-dix jours dans la plus cruelle agonie. Quand on enleva un des bateaux qui le recouvraient, on vit sa chair et ses entrailles entièrement rongées par des myriades de vers qui s'y étaient développés (Kirby et Spence, *Introduct. to Entomology*, T. I, p. 141).

avaient déjà signalé des faits authentiques et depuis bien des cas étudiés avec soin, sont venus prouver ce que cette assertion a d'erroné. De nos jours le fait ne peut faire doute pour personne et l'on sait qu'il y a des familles entières d'insectes dont les larves n'ont d'autre habitation que le corps des animaux vivants. Ces larves n'appartiennent guère, sauf de rares exceptions, qu'aux *diptères* et aux *hyménoptères*, et, quelque éloignés que soient ces deux ordres, elles n'en présentent pas moins un certain air de ressemblance, ce qui leur a fait donner par quelques auteurs le nom de *vermilarves*, pour indiquer qu'avec les mœurs des vers parasites elles en ont jusqu'à l'apparence.

Dans l'ordre des *hyménoptères* ce sont les *ichneumonides* qui présentent ces larves parasites, parasites surtout des chenilles dont elles détruisent par an une énorme quantité. Parmi les *diptères*, nous trouvons la famille des *œstrides* en entier, dont les larves des mieux connues attaquent nos troupeaux, les unes se développant sous la peau (*hypoderma bovis*, B. Clark), les autres, au contraire (*œstrus equi*, Linn.), déposées sur la peau à l'état d'œuf et avalées par l'animal en se léchant, parcourent cette première phase de leur existence dans le tube digestif. D'autre *œstrides* attaquent les mammifères sauvages, mais presque exclusivement les herbivores ; cependant M. Roullin a tué en 1825, dans les Cordillères, un jaguar qui portait une multitude de larves d'œstres vivant sous sa peau, particulièrement sur les flancs (1).

1. *In* Is. Geoffroy Saint-Hilaire, rapport sur trois notices relatives à l'existence de l'œstre chez l'homme (*Ann. de la Soc. Entom. de France*, 1833, T. II, p. 519).

Il faut aussi observer que chaque espèce s'attaque ordinairement toujours au même animal, et nous verrons plus loin qu'on a voulu tirer parti de ce fait pour faire entrer dans la science un œstre particulier à l'homme (*Œ. hominis*, Gmel, *œ. humanus*, Rud.).

Aux œstrides on doit ajouter comme parasites certaines *muscides*, les *tachinaires*, dont les larves habitent le corps des chenilles de la même façon que les ichneumons, c'est-à-dire en se nourrissant surtout du tissu adipeux et en respectant scrupuleusement les organes essentiels à la vie de leur hôte. Mais ni le genre mouche, ni les genres voisins ne sont parasites, bien qu'ils déposent parfois leurs œufs à la surface des plaies, par exemple.

Mais s'il est hors de doute que des larves d'insectes trouvent un milieu favorable à leur développement dans le corps des autres animaux, l'homme, du moins, échappe-t-il à leur atteinte? On l'a cru, mais il est bien avéré aujourd'hui que l'homme peut être aussi leur proie, et nous possédons maintenant un assez grand nombre de faits où la présence de larves d'insectes dans le corps humain a entraîné les plus graves accidents, la mort même.

C'est ainsi que M. Roullin rapporte le cas d'un mendiant du Lincolnshire qui, s'étant endormi par un temps très chaud, après avoir placé entre sa peau et sa chemise un peu de viande et de pain, reste de son dernier repas, fut littéralement dévoré par des larves de mouches.

« La viande, dit M. Roullin, fut couverte de vers de mouches qui bientôt passèrent à la chair vive, et quand cet homme fut trouvé, il était déjà tellement dévoré que sa mort paraissait inévitable. On le transporta à Astorney et on fit venir un chirurgien qui déclara qu'il ne survivrait pas longtemps au pansement; il mourut en effet peu d'heures après. Quand il fut présenté au chirurgien, son aspect était horrible; de gros vers blancs se voyaient sur la peau et dans la chair qu'ils avaient profondément dévorée. »

Trois ans auparavant, en 1826, M. J. Cloquet avait eu l'occasion d'observer un fait absolument analogue sur « un pauvre troubadour des rues, qui, dit Raspail (1), ayant un jour pris la fantaisie de cuver son vin dans un fossé du boulevard, près de Montfaucon, ne tarda pas à entrer à l'hôpital, grouillant de vers par toutes les surfaces, les rendant par dizaines du nez, des oreilles, des yeux, et reproduisant dans toutes ses circonstances effrayantes la maladie de Job et d'Hérode. Il avait le cuir chevelu soulevé par des tumeurs arrondies avec des perforations irrégulières à travers lesquelles on voyait la chair devenue purulente et fétide. Une énorme quantité de larves remuaient, grouillaient dans ces tumeurs; elles s'échappaient des paupières gonflées; la cornée et la sclérotique étaient perforées. D'autres larves sortaient par le nez et les oreilles; il y en avait autour du prépuce et de l'anus. Le malheureux était dévoré tout vivant par les larves de mouches des cadavres qu'avaient attirées sur sa personne le fumet de sa malpropreté et l'odeur de son vin. »

Mais Bianchi (2) rapporte un fait encore plus extraordinaire; des insectes auraient été trouvés dans le foie, non-

1. Histoire natur. de la santé et de la maladie chez les animaux et les végét., 1843, T. II, p. 54.

2. J. B. Bianchi. — *De nat. in hum. corp. vitiosa morbosaque gener. hist.*, 1749, *pars Tertia*, p. 344.

seulement dans les voies billiaires, mais dans le parenchyme lui-même où ils semblaient s'être creusé des loges distinctes et séparées. Ils étaient de taille suffisante pour être facilement visibles à l'œil nu ; leur couleur était verdâtre, leur partie dorsale légèrement concave, leur tête petite et noirâtre, leurs pieds très petits et au nombre de six. Bianchi ajoute que le corps était arrondi et qu'en un mot, sauf par la couleur, ils ne différaient pas beaucoup des punaises. Ils ont produit chez le malade un ictère de longue durée accompagné de cachexie, fièvre et diarrhée.

Mais, outre les larves d'insectes, on a trouvé dans le corps humain, dans le tube digestif surtout, bien des sortes d'animaux, jusqu'à des myriopodes, scolopendes, geophiles (1), etc. ; quant aux insectes parfaits, et surtout les larves, ils s'y rencontrent assez fréquemment, probablement introduits avec les aliments, et W. Hope, président de la *Société entomologique de Londres*, qui a résumé et réuni en tableaux synoptiques 108 observations d'insectes trouvés dans le corps humain, qui lui ont paru offrir des garanties suffisantes d'authenticité, a consacré les deux premiers tableaux aux coléoptères et aux lépidoptères (2). Un coup d'œil suffit pour voir que les espèces qui y sont mentionnées, aussi bien, du reste, que celles citées postérieurement, sont de celles qui approchent l'homme, soit vivant dans nos maisons, soit dans les végétaux qui font notre nourri-

1. Voy. Fairmaire et P. Gervais, in *ann. de la soc. entom. de Fr.*, 1862, T. II; *Bull.* p. XXVIII.

2. F. W. Hope. *On insects and their larvæ occasionnally found in the human body, transactions of the entom. soc. of London*, 1840, vol. II, pars IV, p. 260, pl. 22.

ture. Ce sont pour les coléoptères des larves de *staphilinus, carabus, geotrupes, fortificularia, dytiscus, meloe, melolontha, blaps, tenebrio, dermestes,* etc. ; pour les lépidoptères, Hope cite entre autres des chenilles de papillon du chou (*Pieris brassicæ,* Lin.) rendues par un berger qui avait l'habitude de se nourrir de pieds de choux crus ; et Robineau-Desvoidy (1), ainsi que plusieurs autres observateurs ont trouvé vivantes dans les déjections de malades des larves d'*aglossa pinguinalis,* qui vivent dans le beurre et le lard.

Nous croyons qu'il ne serait pas difficile d'allonger cette liste, car rien n'est plus commun que ce petit accident qui consiste à avaler avec de l'eau impure ou des salades mal lavées, par exemple, quelque petite bête, larve ou insecte parfait ; cependant nous ne pouvons nous empêcher de trouver qu'avaler par mégarde une larve de hanneton ou de *Dytiscus marginalis* suppose une forte dose de distraction.

Ces faits n'auraient d'importance que s'il était démontré que des œufs peuvent éclore dans le tube digestif de l'homme, que les larves peuvent non-seulement y vivre quelque temps, mais s'y développer et y prospérer en causant des dommages à leur hôte involontaire. Hope (2) le croit, se basant sur ce que beaucoup d'insectes et de larves peuvent supporter une température supérieure à celle du corps humain, les blattes, les grillons, les larves de *tenebrio molitor,* par exemple, qu'un certain nombre de coléoptères fréquentent nos maisons et qu'en sortant la nuit à la recherche de leur nourriture ils vont déposer leurs

1. Robin. Desv., *ann. de la soc. ent. de Fr.* 1849, Bull. p. XIX.
2. Hope, *loc. citat.* p. 259.

œufs dans le beurre, le fromage, le pain, la pâtisserie, tous les mets que nous mangerons froids ; les œufs ou larves de lépidoptères doivent être avalés dans nos légumes mangés crus. Le même auteur est même allé, pour dénommer les accidents causés par leur présence, jusqu'à scinder l'ancien terme de *Scholechiasis* qu'on employait d'une façon générale pour désigner tous les symptômes de ces accidents. Il propose d'appeler *Myasis* la maladie occasionnée par les larves de diptères, *Canthariasis* celle produite par les coléoptères, réservant le nom de *Scholechiasis* pour les accidents causés par les Lépidoptères. Ces deux derniers termes sont aujourd'hui complètement abandonnés ; mais si les larves de coléoptères et de lépidoptères ne donnent guère lieu en fait d'accidents qu'à ceux résultant du dégoût qu'inspire leur découverte ou tout au plus d'une irritation produite par leurs poils où une substance âcre qu'ils contiennent, il n'en est pas de même des larves de diptères. Celles-ci dans certains cas prospèrent admirablement dans le corps humain et le terme de *Myasis* est resté pour désigner les accidents qu'elles causent, mais seulement quand elle sont accumulées en quantité considérable. Ainsi tout le monde connaît la gravité des accidents produits par le *lucilie hominivore* à Cayenne et au Mexique ; les cas déjà cités de Roullin et J. Cloquet en sont encore des exemples irrécusables.

En résumé, nous voyons qu'un grand nombre d'insectes ont été rencontrés accidentellement dans le corps humain ; mais ce sont seulement les diptères et parmi eux les *œstrides* et les *muscides* qui offrent un sérieux intérêt au point de vue du parasitisme.

CHAPITRE I

ŒSTRIDES

Les œstrides sont les seuls insectes avec les *tachinaires* (diptères) et les *ichneumonides* (hymenoptères) dont les larves vivent en parasites sur d'autres animaux ; et encore celles des deux dernières familles n'attaquent que les invertébrés, surtout les chenilles de lépidoptères, d'où leur nom d'*entomophages* ; on conçoit que nous n'ayons aucune observation bien authentique constatant leur présence dans le corps de l'homme.

Il n'en est pas de même des œstrides dont les larves habitent le corps des mammifères et un certain nombre d'espèces se développent sur nos animaux domestiques. C'est ainsi que le bœuf, le cheval, l'âne, le renne, le cerf, l'antilope, le chameau, le mouton, le lièvre nourrissent habituellement chacun une ou plusieurs espèces de ces larves.

Celles-ci occupent trois stations principales dans le corps, d'où leur division est :

1° *Œ. cuticoles*, qui vivent sous la peau dans des tumeurs que détermine leur présence. Elles comprennent les genres : *cuterebra* (Wied), sous la peau du lièvre, surtout en Amérique, *hypoderma* (B. Clark), sous le cuir des bœufs, *œdemagena* (Clark), sur le dos des rennes, *colax* (Wied) ?

2° *Œ. cavicoles*, qui habitent les narines et les sinus frontaux. Ce sont les genres : *cephenemyia*, trouvé chez le renne en Laponie, et le cerf dans la Saxe, *cephalemyia* (B. Clark), commun chez les moutons dans toute l'Europe.

3° *Œ. gastricoles*, qui se rencontrent dans le tube digestif. Ils ne renferment que le genre *Œstrus* (Lin., Clark) ou *gastrus* (Meig.) dont les différentes espèces vivent à l'état larvaire surtout chez les chevaux et les bœufs.

Ces larves présentent toutes des caractères communs en rapport avec leur genre de vie semblable et qui permettent de les distinguer assez aisément des larves de muscides, bien qu'elles aient avec celles-ci beaucoup de points de ressemblance.

Les unes et les autres sont fusiformes, apodes, sans tête distincte, privées d'yeux et d'organes de l'audition ; elles sont composées de onze à treize segments peu apparents et le premier ou *pseudocéphale* porte une paire de forts crochets mandibulaires, sauf dans le g. *Hypoderma.*

Les téguments sont couverts d'épines chitineuses aiguës et tournées en bas ; mais tandis qu'elles sont presque toutes d'égale force et répandues comme au hasard sur tout le corps chez les muscides, chez les œstrides, au contraire, on rencontre toujours une couronne d'épines plus fortes formant une ceinture au bord inférieur (1) de la plupart, sinon de tous les segments, d'où résulte pour le corps une disposition annelée bien plus manifeste.

Le corps est, chez les œstrides, courbé en arc de cercle sur son plan antérieur, disposition plus accusée chez les

1. Nous supposons ici, comme dans les descriptions qui suivront, l'animal placé verticalement, l'orifice buccal en haut ; cette position nous paraît préférable, permettant, comme le fait remarquer M. de Lacaze-Duthiers, d'appeler du même nom les mêmes plans chez les animaux les plus éloignés, et d'en rendre les descriptions comparables.

œstrides cuticoles et qui leur permet de s'adapter mieux aux dimensions restreintes de la petite cavité où elles vivent. Les larves de muscides, elles, n'étant pas habituellement parasites, ont le corps rectiligne ou tout au plus légèrement courbé en S, par suite de l'habitude qu'elles ont d'élever leur extrémité caudale au-dessus des matières semi-liquides où elles vivent, et de courber en sens inverse leur extrémité céphalique pour prendre un point d'appui avec leurs mandibules.

Mais le caractère distinctif le plus important se trouve dans la disposition des stigmates inférieurs. Il n'y a que deux paires de stigmates chez les unes comme chez les autres. Mais tandis que la paire inférieure se termine librement chez les muscides au moyen d'une sorte de bouton renflé, chez les œstrides, au contraire, ces stigmates sont logés dans le fond d'une dépression (*caverne stigmatique* des auteurs) qui peut se fermer au gré de l'amiral soit au moyen de deux lèvres s'appliquant l'une sur l'autre (*œstrus œqui*, par exemple), soit par une lèvre antérieure unique se relevant au devant des orifices (*cephalemyia ovis* p. ex.) ou bien encore par un bourrelet circulaire qui se ferme en se fronçant à la manière d'une bourse dont on tire les cordons (*œ. hemorrhoidalis*, p. ex.). Chez les œstrides encore, les troncs trachéens longitudinaux aboutissent inférieurement à deux plaques stigmatiques cornées, d'une structure très compliquée, réniformes ordinairement et criblées d'un nombre plus ou moins grand de petits orifices. Ces dispositions sont évidemment en rapport avec la vie parasitaire et ont pour but de prévenir l'obstruction des orifices respiratoires par le mucus ou le pus au milieu desquels vit l'animal.

Enfin les conditions biologiques permettent aussi, indépendamment de la structure anatomique, de reconnaître si l'on à affaire à des larves d'œstrides ou de muscides. Tandis que ces dernières ne peuvent, à l'état adulte, entamer la peau saine et doivent se borner à pondre leurs œufs dans des plaies déjà existantes en sorte que la tumeur, quand elle existe, ne leur est jamais due, les œstrides, au contraire, sont les agents de la solution de continuité où la mère déposera ses œufs, et elle n'en déposera jamais qu'un seul dans chaque piqûre. On trouvera presque toujours, au contraire, plusieurs larves de mouches se développant dans la même plaie.

Les larves d'œstrides se développent le plus souvent chez les animaux herbivores ; cependant, comme nous l'avons déjà vu, on les a rencontrées chez des carnassiers ; le *ver de Cayor* se développe aussi fréquemment sur les chiens et M. Bérenger-Féraud (1) en a vu retirer 78 du corps d'un chien épagneul ; il en a compté plus de trois cents sur un jeune animal de la même espèce qui en est mort.

Mais l'homme, au moins, est-il comme on l'a cru longtemps, à l'abri des attaques des œstres ?

Longtemps après que Linné eut, dans ses lettres à Pallas, signalé l'existence d'œstres chez l'homme, beaucoup d'observateurs persistaient à en nier la possibilité et dans un premier mémoire sur l'*œstrus hominis*, M. Brauer va jusqu'à prétendre que les larves présentées comme provenant d'œstres ne sont que des larves de muscides. C'est

1. Larves de mouches se développant dans la peau de l'homme au Sénégal, *rev. des Soc. sav.*, T. VI.

M. Guyon (1) qui a le premier, en 1823, établi d'une manière positive la présence d'œstres dans l'espèce humaine. Il publie trois observations dont la première se rapporte à un matelot qui portait au-dessus de l'os iliaque une tumeur d'où fut retirée une larve ; ce matelot venait d'un établissement formé sur les bords de la Mana, rivière de la Guyane. La deuxième et la troisième observation concernent deux Européens fixés à la Trinité et chez lesquels une tumeur développée à la jambe donna issue à une larve semblable à la première. Leur description se rapporte parfaitement au *ver macaque* de Coquerel ; malheureusement l'insecte parfait n'a pu être découvert ; mais M. Guyon démontre parfaitement, mais en 1836, que son ver est une larve d'œstre.

Aussi, en 1833, Is. Geoffroy Saint-Hilaire (2) considérait-il encore les preuves données jusque là de la présence d'œstrides chez l'homme comme très-contestables. C'est qu'on n'avait à citer que le témoignage de voyageurs peu versés dans l'entomologie, comme la Condamine, le P. Simon ou Barrère, ou celui de médecins comme Arture ou Latham qui citent des fait fort intéressants à la vérité, mais sans donner aucun détail. Aussi les opinions étaient-elles très partagées lorsque M. Say, de Philadelphie a décrit et figuré avec beaucoup de soin une larve très analogue aux œstres, mais ne ressemblant exactement à aucune espèce connue ; elle avait été retirée par un médecin, le Dr Brick, d'une tumeur que lui-même portait à la jambe.

1. Sur le *ver macaque*, *Bull. de la Soc. des Sc.* du département du Var, 1836.

2. Rapp. sur trois notices relatives à l'existence de l'œstre chez l'homme, *ann. de la Soc. Ent. de Fr.* 1833, T. II, p. 518.

Peu après M. Howship communiquait à la Société royale de Londres deux autres cas observés comme le précédent dans l'Amérique méridionale; dans un de ces cas, l'œstre s'était développé sur la peau du dos, dans l'autre au scrotum.

« Mais le plus intéressant de ces cas, dit Geoffroy Saint-Hilaire, a été observé en 1827, à Mariquita, en Colombie, par M. Roullin et offre beaucoup d'analogie avec le second fait rapporté par M. Howship. Un homme avait au scrotum une tumeur conique dont le diamètre à la base était de près de deux pouces et dont la hauteur était de sept à huit lignes. Le sommet très rouge présentait au milieu une petite ouverture dont la longueur n'était guère que d'une ligne. M. Roullin ayant agrandi l'ouverture avec la pointe d'une lancette en fit sortir une larve blanchâtre, pyriforme, ayant au moins dix lignes de long et cinq à six de diamètre dans la partie la plus grosse où elle offrait plusieurs rangées d'épines noirâtres. L'auteur ajoute que cette larve lui parut ressembler entièrement aux larves qui, dans les mêmes localités, se trouvent souvent en abondance dans la peau du bétail, principalement aux deux côtés du cou et des épaules. »

Enfin, M. Guérin a publié vers 1833 une notice relative à des larves d'œstrides trouvées à la Martinique par le Dr Guyon sur un nègre atteint de la variole.

A ces preuves de l'existence d'œstres, chez l'homme, il faut ajouter le témoignagne du Baron de Humboldt et surtout celui de M. Justin Goudot qui affirme qu'à la Nouvelle-Grenade, non-seulement les bœufs et les chiens, mais encore les hommes eux-mêmes nourrissent des œstrides.

« Moi-même, dit-il (1), j'ai eu sur différentes parties du corps et indistinctement sur toutes celles qui se trouvaient fortuitement découvertes, des larves qui ne différaient pas de celles du chien et du bœuf. J'en ai même conservé une pendant une quinzaine de jours sur une cuisse et j'ai pu ainsi remarquer que l'espèce de succion qu'exécute la larve a lieu particulièrement de très grand matin (de cinq heures à six heures) et sur le soir, produisant un effet analogue à celui d'une aiguille qu'on enfoncerait vivement dans la peau. »

Dès lors la preuve était faite irrécusablement et les observations analogues se sont multipliées, au point que M. Hope (2) a pu réunir vingt observations authentiques. Les larves se sont fixées à peu près sur tous les points de la peau du corps (mâchoire, bras, épaule, abdomen, oreille etc.). Mais il faut remarquer que nous avons presque toujours affaire à des œstrides cuticoles, et Hope ne cite qu'un cas d'œstrides gastricoles concernant un capitaine de l'armée anglaise qui a rendu en très grande quantité des larves dont la présence avait considérablement altéré sa santé. Malheureusement dans tous ces cas, la description des larves est tellement incomplète, qu'il a été impossible d'arriver à une détermination.

Jusqu'ici tous les faits observés l'ont été dans l'Amérique Méridionale ; on en a signalé de semblables au Mexique, mais toujours, comme on le voit, dans les régions les plus chaudes du Nouveau-Monde et MM. Coquerel et

1. Observ. sur un dipt. exotique, *Ann. des sc. nat.* 1845, p. 221.
2. *Loc. citat.* p. 265, 1840.

Sallé (1), ont décrit une larve nommée dans le pays *ver Moyocuil* qui se développe sur l'homme et sur le chien. Plus tard M. Boucard en a recueilli plusieurs échantillons sur un domestique à son service et M. Coquerel en a fait une espèce nouvelle qu'il a baptisée *Dermatobia hominis* (2). Ces larves n'ont pas de stigmates supérieurs ; quant aux inférieurs, on observe au fond de la caverne stigmatique trois tubes membraneux unis par un système de bandes anastomosées cornées, et ces tubes aboutissent à une chambre membraneuse qui se continue à plein canal avec les grandes trachées.

Mais il ne faut pas croire que dans les régions torrides de l'Ancien-Monde l'homme soit à l'abri de l'attaque des œstrides. Le pays des Cafres en est plus particulièrement infesté, mais il n'est pas à notre connaissance d'observation bien authentique en provenant ; en revanche, au Sénégal, nos médecins de la marine, particulièrement MM. Mondière et Bérenger-Féraud ont fait des observations fort intéressantes sur certaines espèces des animaux qui nous occupent.

En mai 1861, M. Mondière (3) fut chargé du service médical d'un poste à une dizaine de lieues de Gorée.

Au mois de juillet, deux militaires se présentèrent porteurs de tumeurs d'apparence furonculeuses, rouges, dures, acuminées, sans indice de fluctuation. L'un en portait deux à l'avant-bras, l'autre huit à l'épaule gauche. Un garde du génie, *qui se plaignait d'avoir été piqué au*

1. *Rev. et Mag. de zool.* n° 8, 1859.
2. Larves d'œstrides, 1862.
3. Voy. Coquerel. — Larves dans des tum. furonc. 1862, p. 95.

coude, y offrait une éminence semblable. Enfin deux autres militaires portaient chacun cinq tumeurs à la jambe et au pied.

Ces tumeurs vont grossissant jusqu'au sixième jour, et elles sont percées au sommet d'un orifice de deux à trois millimètres, au fond duquel on voit s'agiter l'extrémité caudale du ver ; on le retire aisément et dès lors la tumeur s'affaisse et disparaît vers le dix à douzième jour.

Il est évident que ces larves ont été déposées dans la peau, et les indigènes affirment qu'elles sont produites par une muscide voisine du g. *Rhinia*, l'*Idia Bigoti* (Coq.). Mais on n'a pas pu élever ces larves et en obtenir l'insecte parfait ; cependant, d'après la description donnée avec détail par Coquerel, on a évidemment affaire non à une muscide mais à un œstride. En effet, sa manière de vivre est tout à fait d'un œstride cuticole, les larves de muscides ne pouvant se rencontrer que dans des plaies préexistantes.

D'après la description on ne peut pourtant rapporter la larve à aucun œstride cuticole connu. La forme du corps en est différente ; au lieu d'être courbée en arc la larve est cylindrique et légèrement contournée en S comme beaucoup de muscides. L'extrémité inférieure ne présente pas de caverne stigmatique et n'est pas amincie comme dans les vers Macaque et Moyocuil. Les épines cutanées sont disposées comme chez les œstrides, plus fortes que chez les muscides ; elles sont surtout abondantes sur la région ventrale.

M. Coquerel propose d'en faire un genre nouveau voisin des hypodermes.

M. Bérenger-Féraud, médecin en chef de la marine au Sénégal, dans un travail publié en 1875 (1), indique la présence fréquente dans la peau de l'homme de larves que le vulgaire désigne sous le nom de *ver de Cayor*, et rend compte des recherches faites à ce sujet par divers observateurs, notamment par des médecins de la marine.

Il cite d'abord l'observation faite sur un soldat d'infanterie chez lequel semblait s'être développée une affection furonculeuse à l'épaule : chaque bouton donna issue à un ver. Il rapporte ensuite plusieurs cas tous confirmatifs des particularités de cette première observation.

Le ver dit de *Cayor* semble se former dans le sable et de là pénètre dans la peau de l'homme ou des animaux couchés par terre, surtout des chiens. L'auteur en décrit l'aspect, le volume et la conformation annelée ainsi que que les mouvements contractiles d'une extrémité à l'autre, la première ou tête armée d'un crochet, la seconde ou queue présentant un orifice anal. Il fait connaître ensuite la transformation du ver en chrysalide brunâtre et velue, à peu près cylindrique, ayant perdu son crochet.

L'auteur a vu enfin les larves enfermées dans un bocal donner issue, après plusieurs jours, à des mouches très agiles et ressemblant beaucoup aux mouches ordinaires. Il rattache cet insecte à l'ordre des Diptères et plus particulièrement aux Muscides.

On voit que l'insecte n'a pas été déterminé par M. Bérenger-Féraud ; il s'est contenté de le décrire et M. Em. Blanchard dit à ce sujet : « La mouche du ver de Cayor

1. Larves de mouches dans la peau de l'homme, 1875.— Voy. *Comptes-rendus de l'Acad. des sc.* 1872, T. 75, p. 1133.

paraît n'avoir pas été jusqu'ici apportée en Europe. Elle n'est pas décrite; selon toute apparence, elle est du genre *ochromyia* de Macquart, très voisin des *Lucilia* dont une espèce (*l. hominivorax*) de la Guyane, vit souvent à l'état de larve aux dépens de l'homme. La mouche de Cayor pourrait être nommée *ochromyia anthropophaga* (1). »

Mais il nous semble difficile d'admettre que cette espèce se doive véritablement rapporter à une muscide, tandis que sa larve présente si bien les caractères et le genre de vie d'une œstride cuticole, vivant *isolément* dans des tumeurs *produites par elle*. Peut-être aussi devra-t-on étudier à nouveau le mécanisme de sa pénétration, car c'est un cas bien anormal chez les diptères que celui d'une larve éclosant dans le sable, puis allant se creuser une retraite dans le corps des animaux couchés sur la terre.

Les quelques détails dans lesquels nous venons d'entrer suffisent à montrer que les œstrides s'attaquent fréquemment à l'homme, surtout dans les régions intertropicales tant du nouveau que de l'ancien monde, et, guidés longtemps par cette idée erronée que chaque espèce choisit pour hôte et victime toujours la même espèce de mammifères, les observateurs ont admis de confiance que tous les faits observés se rapportaient à la même espèce d'œstres et que celle-ci était exclusivement parasite de l'espèce humaine.

C'est Gmelin, le premier, qui, en créant de toutes pièces en 1788 son *œstrus hominis*, a ouvert la voie à des discussions qui se sont perpétuées jusqu'à nos jours. Sans autre appui qu'un passage d'une lettre de Linné à Pallas,

1. *Comptes-rendus de l'Acad. des sc.*, 1872, T. 75, p. 1135.

où se trouve mentionnée l'existence de larves d'œstres dans le corps humain, il ajoute à la treizième édition du *Systema naturæ*, aux œstrus de Linné, cette espèce nouvelle :

Œstrus hominis. — Œ. totus fuscus (*C. Linnœi apud Pall. n. nord. Beytr.*, I, p. 157).

Habitat larva in America Australi per sex menses sub cute hominum abdominali ; si turbetur, profundiùs penetrando periculosa, adeo ut fertur, lethalis ; imago muscæ domesticæ magnitudine.

La caractéristique est, on le voit, fort incomplète. Plus tard Rudolphi a émis une opinion semblable et a créé l'*œ. humanus*, que Raspail a tenté de ressusciter en 1843. Wohlfart, Latham, et Humboldt lui-même, ont tenté d'en donner la caractéristique ; mais Olivier, sans rejeter précisément l'existence de cet œstre, fait d'expresses réserves sur leurs déterminations (1). Enfin M. Guérin, à la suite de l'observation cité plus haut, sur la présence de larves chez un nègre atteint de variole, ajoute cette description :

« Ces larves de couleur blanchâtre, ont sept lignes de long, et leur diamètre est d'une ligne environ à l'extrémité postérieure qui est comme tronquée ; l'extrémité antérieure est, au contraire, très amincie. Le corps présente onze articulations peu distinctes par elles-mêmes, mais indiquées par autant de zônes garnies de crochets cornés, très petits et dirigés en arrière. La bouche placée tout à fait à

1. Voy. N. Joly. — Rech. sur les Œstrides, *Ann. de la Soc. roy. d'Agr. de Lyon*, 1846.

la partie antérieure est une ouverture entourée par un bourrelet et armée de deux crochets un peu courbes (1). »

Ces larves ont donc tous les caractères que les auteurs assignent aux œstres et sont très analogues à plusieurs de celles que Bracy-Clark a figurées, sans être cependant identiques à aucune d'elles. Les légères différences que M. Guérin a observées ont porté cet habile entomologiste à adopter l'opinion de Gmelin et de Rudolphi, et à considérer les larves décrites par lui comme une espèce distincte qu'il désigna sous le nom d'*œstrus humanus*.

Mais ces larves, bien que trouvées aussi dans l'Amérique intertropicale, sont différentes de celles décrites par MM. Roullin, Goudot, etc. ; elles ne ressemblent pas à celles désignées sous les noms de *ver moyocuil*, *ver macaque*, *ver de Cayor*, et il ressort de là avec toute évidence, que plusieurs espèces peuvent s'attaquer à l'homme. Si l'on considère que beaucoup d'observateurs ont signalé les larves ainsi découvertes comme identiques avec celles qui vivent dans les mêmes lieux sur les animaux tant domestiques que sauvages, que toutes les fois que l'espèce a pu être rigoureusement déterminée, il a pu être constaté qu'elle a habibuellement un tout autre genre de vie et n'attaque l'homme qu'accidentellement, on sera fortement incliné à conclure avec Bracy-Clark, Joly, Brauer, etc., que les œstrides dont on a recueilli les larves avaient simplement commis en possédant une erreur de lieu et ne sont nullement des parasites habituels de l'espèce humaine, en un mot qu'il n'y a pas d'œstre de l'homme.

1. Voy. Is. Geoffroy Saint-Hilaire, *loc. cit.*

Malgré tout il faut reconnaître que nous ne possédons que bien peu de notions sur ces êtres ; on n'a pas pu les suivre à travers leurs métamorphoses jusqu'à l'état parfait, et M. Goudot qui a tenté de le faire n'a pu, malgré tout son courage et son amour de la science, supporter plus de quinze jours la douleur occasionnée par ces parasites dont il est si tentant et si facile de se délivrer. Ce serait pourtant en les élevant ainsi et en suivant leur développement l'unique moyen à mettre en usage pour avoir quelque chance d'obtenir l'insecte parfait et de déterminer l'espèce à laquelle il appartient réellement. M. Goudot a fait des larves qu'il a observées le *cuterebra noxialis* et c'est dans le genre *cuterebra* que beaucoup d'auteurs réunissent la plupart des œstrides trouvés dans ces conditions. Mais il y a quelques années M. Brauer (1) a détaché du genre cutérèbre un genre nouveau, *Dermatobia*. Il dit que, quoique à la vérité, les véritables cutérèbres ne s'attachent à aucun animal déterminé, ils n'ont néanmoins jamais été observés chez l'homme, les larves de genre *Dermatobia* seules ont été trouvées en parasites sur les hommes, les chiens et les bêtes à cornes.

Mais nous sommes loin de connaître encore l'histoire et le nombre des espèces, les mœurs des cutérèbres, et dans l'état actuel de nos connaissances sur ces genres exotiques, une pareille distinction peut paraître un peu rigoureuse. Pourtant la création de ce genre a l'avantage de relier entre eux les faits déjà connus, et M. Brauer a pu trouver dans les larves des caractères communs suffisants pour

1. Larves de cutérèbre, Wien, 1860.

fournir la caractéristique suivante des larves de Dermatobie :

Larves pyriformes, allongées, à partie antérieure plus épaisse que la postérieure ; celle-ci plus ou moins grêle, rapidement amincie à partir du septième segment, chez les jeunes larves. Bourrelets latéraux indistincts aux segments antérieurs, bien marqués à partir du septième et du neuvième. Peau nue à l'exception de quelques rangées d'épines au bord antérieur des segments, ou en travers sur la partie dorsale ou au bord postérieur. Épines un peu arquées, noires, transparentes. Au temps de la maturité, quelques mamelons en dessus deviennent cornés. On n'a rien remarqué sur les crochets buccaux qui ont toujours été vus. Stigmates postérieurs comme chez les œstres.

M. Brauer fait entrer dans le genre *Dermatobia* les *cuterebra noxialis* de Goudot et *c. cyaniventris* de Macquart, les vers macaques moyocuil et quelques autres.

CHAPITRE II

MUSCIDES

Nous avons tenté d'établir plus haut (1) un moyen de distinguer aisément les larves d'œstrides de celles de muscides et nous avons vu que leurs différences principales proviennent de ce que, à l'inverse des premières, les dernières ne sont pas habituellement parasites des animaux supérieurs.

1. Voy. p. 13.

En effet, les larves de mouches se dévoloppent parfois dans la terre, et alors leur développement est assez lent; mais le plus souvent ces diptères, quel que soit leur génre de vie à l'état adulte, placent le berceau de leurs larves dans des matières animales ou végétales en décomposition et alors le développement s'effectue avec une excessive rapidité, puisque sept à huit jours suffisent à la mouche de la viande (*calliph. vomitoria*, Rob. Desv.) pour passer à l'état de nymphe et peu de jours après elles passent à l'état parfait. Il nous suffira de citer ici la *musca domestica*, Linné, dont les larves se développent dans le fumier, les *sarcophaga carnaria*, Meigen, *calliphora, lucilia cœsar*, Rob. Desv. qui pondent sur les cadavres dont les larves accélèrent la décomposition, les *anthomyia*, *teichomyza fusca*, Macq., qui habitent à l'état larvaire les platras imbibés d'urine, etc.

Dans ces conditions il n'est pas étonnant que ces larves puissent parfois se développer à la surface d'ulcères ou de plaies mal entretenues et leur présence chez l'homme a été signalée depuis longtemps. Lenz et Jordens ont même considéré comme nos hôtes habituels les larves de la mouche domestique et de la sarcophage carnassière, qu'à la vérité ils regardaient comme des vers intestinaux, faisant de la première l'*ascaris conosoma* et de la seconde l'*a. stephanosoma*.

C'est ainsi que l'affreuse maladie connue sous le nom de Myasis est produite par des larves de muscides qui, non-seulement s'introduisent dans les cavités naturelles et gagnent l'estomac, les reins, etc., mais encore perforent et dévorent les parois tégumentaires; on s'accorde aujourd'hui à rapporter à la *lucilia Cœsar* un certain nombre d'observations de ce genre. Les deux cas de MM. Roullin et J. Cloquet que nous avons cités plus haut (1), sont célèbres et les accidents paraissent avoir été dus à des larves de *Sarcoph. carnaria*, espèce vivipare. Il faut rapporter plutôt à la *Calliph. vomitoria* le cas relaté par le Dr d'Astros (2) d'une femme qui s'étant endormie aux champs, fut assaillie par des mouches qui déposèrent leurs œufs dans son nez. Pendant trois jours elle ressentit une douleur légère, mais sourde, qui semblait partir des sinus frontaux et s'étendre jusqu'à la tempe droite. Cette douleur était suivie d'un fourmillement importun et d'un bruit tout particulier qu'entendaient la malade et les assistants, lequel était comparable à celui des vers qui rongent le bois. Les deux jours suivants, à la suite d'une épistaxis, la malade rendit un nombre considérable de larves de mouches; on en compta jusqu'à 113.

Les cas semblables sont aujourd'hui très nombreux dans la science, et Happe en rapporte 18 à la suite desquels le malade succomba dans un tiers des cas environ.

Plus récemment, M, le Dr Legrand du Saulle a communiqué à l'Institut, le fait d'une jeune fille âgée de 9 ans dont les sinus frontaux renfermaient des larves qui avaient déterminé une céphalalgie frontale très opiniâtre, accompagnée de convulsions.

Le Dr Chevreul, d'Angers, a vu sortir du conduit auditif d'un enfant malpropre dix larves de mouche carnassière.

Suivant M. Daniel, de Soto, un vieux paysan, après

1. Voy. Introduct. p. 7.

2. Voy. Moquin-Tandon, zoolog. médicale, 1862.

avoir ressenti de fortes douleurs dans l'oreille gauche, avec issue d'un liquide sanguinolent, fut traité par une injection d'une décoction de tabac et rendit trente-quatre larves de mouche carnassière.

Ruysch en a trouvé dans les voies urinaires.

Le professeur Lallemand a retiré une vingtaine de larves de mouche carnassière du vagin d'une femme atteinte depuis dix-huit mois d'un ulcère au col de l'utérus.

En 1826, à l'Hôtel-Dieu de Montpellier, un interne enleva devant Moquin-Tandon une trentaine de larves de mouches du milieu d'un cancer qui rongeait le bas-ventre d'un moribond.

Saltzmann a recueilli à l'hôpital de Strasbourg un jeune homme dont la peau était labourée sur tous les points par des milliers de larves ; à l'aîne et aux jambes des plaques entières de chair avaient été détruites : le malade succomba.

Le Dr Danthon (1), de Moulins, a extrait chez un malade, à la suite d'une forte inflammation de l'oreille, plusieurs larves et pupes d'où sont sortis quelques diptères appartenant au genre *anthomyia*, et très-voisins de l'*A. pluvialis*. Ces larves avaient entamé le fond de l'oreille et faisaient affreusement souffrir le patient.

Les larves de mouches attaquent donc l'espèce humaine, et cela sous toutes les latitudes, dans le nouveau aussi bien que dans l'ancien monde, ainsi qu'il résulte de plusieurs cas de myasis observés et décrits par M. Cornil (2), dans la province de Cordoba (Républ. argentine), et dans la république de Venezuela.

1. A. Laboulbène, *Ann. de la Soc. Ent. de Fr.* 1876, p. XXII.
2. *Period. zool. argent.* 1880, p. 146.

Enfin il y a quelques années, M. Portschinsky a publié un mémoire (1) sur une véritable épidémie observée en Russie dans le Gouvernement de Mohilew. Cette maladie est causée par les larves d'une grosse mouche qui vit dans le nez et les oreilles de l'homme et d'un grand nombre d'animaux. L'auteur a pu la suivre dans tout son développement; il donne une description détaillée de ses métamorphoses, et en fait une espèce nouvelle, *Sarcophaga Wohlfarti*, qu'il considère comme très-voisine de la S. *Magnifica*, Meig.

Mais parmi toutes les espèces ainsi trouvées à la surface du corps ou dans les cavités naturelles, la plus importante est, sans contredit, la *Lucilia hominivorax*, Coq. tant par la fréquence de ses attaques que par la gravité des accidents qu'elle entraîne.

Décrite pour la première fois en 1858, par Ch. Coquerel (2), d'après des échantillons envoyés de Cayenne par le Dr Chapuis, elle se développe avec une incroyable rapidité, puisqu'en vingt-quatre heures, elle a acquis toute sa grosseur.

M. le professeur Laboulbène (3) a réuni quinze observations, sur lesquelles il y a eu neuf cas de mort; tous les malades ont rendu un grand nombre de larves, de 80 à 300 et plus. Voici comme il décrit les accidents causés par leur présence :

Début très insidieux, à peine quelques fourmillements dans les fosses nasales; ils augmentent bientôt et s'accom-

1. *Horæ Entom. Rossicæ*, 1875, p. 123.
2. *Ann. de la Soc. Ent. de France*, 1858, p. 171.
3. Art. *Lucilie* du *Dict. encyclop. des sc. médic.*, 1869.

pagnent de céphalalgie sus-orbitaire. Bientôt œdème de la région nasale qui s'étend aux parties voisines ; épistaxis abondantes, douleurs sus-orbitaires de plus en plus vives.

A cette période et plusieurs jours après, il s'échappe ordinairement quelques larves soit par les fosses nasales, soit par des ulcérations de la peau gonflée et violacée par places de la région supérieure du nez ; écoulement de sérosité fétide par les narines.

D'autres fois les larves se répandent dans le voile du palais, le pharynx, les orbites, les paupières et même la cavité buccale.

Les symptômes généraux prennent une grande intensité ; ce sont de la fièvre, de l'agitation ou du délire, suivis de la réaction d'une inflammation des plus vives des fosses nasales et des sinus frontaux, avec propagation aux méninges cérébrales ; alors la mort est inévitable. Si les larves sont sorties par suite de manœuvres thérapeutiques et dans les cas les plus favorables, la guérison n'a lieu qu'avec une perte de substance et avec des cicatrices plus ou moins difformes de la région nasale. Aujourd'hui, avec des injections insecticides la guérison est la règle.

Comme traitement on peut employer en injections la décoction de tabac, l'éther, le chloroforme, la térébenthine, la benzine, l'acide phénique, etc. Mais la muqueuse étant très boursouflée, il arrive parfois que le liquide insecticide n'atteint pas les larves ; d'autre part il est important de surveiller la chute de celles-ci, la présence d'insectes morts dans les sinus pouvant amener aussi des accidents redoutables, et dans certains cas Coquerel n'hésite pas à recommander la trépanation des sinus.

Mais, malgré le grand nombre relatif de cas observés, la lucilie hominivore n'est pas plus un parasite de notre espèce que les muscides de notre pays. D'abord, son action, quand elle n'est pas prévenue à temps, est fatalement mortelle, et, comme M. Moquin-Tandon l'a fait remarquer avec infiniment de raison, les vrais parasites ne tuent pas leur hôte ; ils s'arrangent pour vivre en lui sans compromettre son existence, car la mort de l'hôte entraînant celle du parasite, celui-ci n'arriverait jamais au terme de son développement et l'espèce ne tarderait pas à s'éteindre.

Ajoutons que la lucilie se développe aussi bien à la surface des plaies que dans les fosses nasales ; mais la condition indispensable de ses attaques est la malpropreté. On n'en a guère signalé, en effet, de cas à Cayenne, que sur des transportés ; les habitants qui se préoccupent des règles de l'hygiène, n'en sont jamais atteints, bien que ces insectes soient très répandus et non pas confinés dans les bois comme on l'a dit, puisque M. Chapuis, pour ses expériences, n'a eu qu'à recueillir quelques-uns de ceux qui volaient dans l'amphithéâtre même de l'hôpital à Cayenne. L'extrême propreté exigée des militaires les a toujours sauvés de leurs atteintes ; les Indiens n'en sont pas atteints non plus, parce que, s'ils ont un grand désordre dans leurs habitations, ils ont soin de ne pas laisser de détritus y pourrir et parce que leurs fosses nasales sont en général dépourvues d'ulcérations.

D'après ces faits, M. Coquerel conclut que les œufs ne sont déposés à l'orifice des fosses nasales que chez des personnes malpropres, exhalant une odeur infecte, et peut-être endormies du sommeil de l'ivresse. La mouche commettrait donc là simplement une erreur comparable à celles de la *calliphora vomitoria*, qui, trompée par l'odeur cadavéreuse du gouet (*arum dracunculus*), du Stapelia, du *phallus impudicus*, etc., va confier ses œufs à ces végétaux, bien qu'à leur éclosion les jeunes larves n'y puissent certes pas trouver d'aliment approprié. Cette opinion se trouve encore corroborée par le résultat de quelques expériences de M. Chapuis, qui, ayant renfermé quelques lucilies dans un bocal avec un morceau de foie, les a vus y déposer leurs œufs, et, dès le lendemain, un grand nombre de larves qui en étaient sorties se nourrissaient au dépens du foie.

Ainsi la lucilie hominivore a des mœurs à peu près semblables à celles de nos pays ; pas plus que celles-ci elle n'attaque l'homme volontiers et le secret des désordres extrêmes dont sa larve se rend coupable et des pertes énormes de substance qu'elle entraîne se trouve dans sa fécondité, dans la rapidité de son développement, et la quantité d'aliments nécessaire à un grand nombre de ces larves, s'il est vrai, comme Redi l'a observé au siècle dernier, qu'une larve de sarc. carnaria, dont le développement est pourtant moins rapide que celui de la lucilie, devient de 140 à 200 fois plus pesante en 24 heures.

Mais s'il est absolument démontré maintenant que des larves de muscides peuvent en certains cas prospérer admirablement sur le corps humain, est-il permis d'étendre ces conclusions à l'intérieur des organes digestifs ? Ici les avis sont partagés, et des observateurs éminents, comme M. le Dr Davaine, se prononcent pour la négative. C'est que l'observation est très délicate et se heurte à une foule de difficultés. Une des plus grandes est à coup sur l'inconcevable esprit de supercherie qui anime certaines femmes hystériques. C'est ainsi, pour n'en citer que ce seul exemple, que M. Paul Gervais a communiqué à la Société Entomologique de France (1) le cas d'une femme du village de Saint-Juerry, dans le Tarn, qui prétendait rendre par les narines, et rendait en effet, au dire du médecin qui la soignait, des larves d'insectes qu'elle expulsait après des crises violentes et à des intervalles plus ou moins éloignés ; ces expulsions, sans doutes préparées avec art par la malade, ont été simulées avec assez d'habileté pour que le médecin les ait supposées réelles. M. Gervais n'a pas observé la malade lui-même, mais il a reçu une partie des insectes qu'elle prétendait s'être développés dans ses sinus frontaux et ses narines. Il en a reconnu trois espèces ; ce sont plusieurs nymphes de libellules, des nymphes d'une grosse fourmi encore enveloppées de leur cocon, sans doute de la *Formica pubescens*, et deux larves d'un coléoptère lamellicorne, probablement du genre *Anisoplia*. Il a fait part de son incrédulité au docteur de qui il tenait les insectes dont il s'agit, mais sans que celui-ci ait réussi à découvrir à quelle supercherie sa cliente avait recours.

Une autre cause d'erreur non moins fréquente prend son origine dans le mode d'existence des larves et les lieux qu'elles fréquentent. On conçoit qu'une observation insuffisamment approfondie puisse faire rapporter, et cela de bonne foi tant de la part du malade que de celle du médecin, aux évacuations alvines des larves qui se trouvaient antérieurement dans le vase dont le malade s'était servi.

1. *Ann. de la Soc. Ent. de Fr.* 1862, p. XXVIII.

Bateman (1) rapporte un cas de ce genre. M. Davaine a fréquemment été consulté dans des circonstances analogues; l'observation suivante qui vient de nous être obligeamment communiquée par M. le Dr Remy, professeur agrégé à la Faculté de médecine de Paris, doit évidemment prendre place dans le même cadre :

Le 25 mai 1882, le nommé Alfred, valet de chambre, est venu me consulter pour des malaises gastro-intestinaux qui le faisaient souffrir depuis quelques jours. A la suite d'une purgation, il revint vers moi effrayé, me disant qu'il rendait *des vers* ; en effet, sur ma demande, il put me présenter le jour suivant, de petits vers blanc grisâtre, longs de un centimètre environ, présentant une extrémité bifurquée ; ils étaient conservés dans l'alcool. Après les avoir examinés à l'aide du microscope, je reconnus qu'il s'agissait de larves d'insectes, et j'ai communiqué mes préparations à M. le professeur Laboulbène qui les a reconnues pour des larves de *Teichomyza fusca*, d'après leur extrémité postérieure bifurquée.

Il s'agissait de vérifier si c'étaient des larves vivant dans l'intestin ou non. Dans ce but, je recommandai au malade de prendre quelques capsules de térébenthine comme vermifuge et une nouvelle purgation à la suite, puis de rendre ses matières dans un vase de nuit dont il aurait vérifié la propreté à l'instant même. Le lendemain, il m'annonçait qu'il n'avait rendu aucune larve. Il s'agissait évidemment de larves tombées accidentellement dans la cuvette commune des cabinets, où du reste la *Teichomyza fusca* se recontrait en abondance.

Pourtant, et malgré ces causes d'erreur, Hope, qui s'est assuré que beaucoup de larves d'insectes peuvent supporter une température plus élevée que celle du corps humain, admet que celles-ci peuvent très bien vivre un certain

1. *Edinb. médic. and surg. Journal*, 1811, p. 41.

temps dans notre tube digestif; il publie même une liste qui ne comprend pas moins de dix-huit cas dans lesquels ees larves ont été trouvées en nombre variable soit dans l'estomac, soit dans le tube intestinal; aucun d'eux n'a entraîné la mort, mais souvent des accidents plus ou moins graves. Les larves, quand elles ont pu être déterminées, appartenaient aux espèces suivantes : *Calliphora vomitoria* (1 fois), *Lucilia Cæsar* (1 fois), *sarcophaga carnaria* (6 fois), *Musca domestica* (3 fois), *Musca nigra* (1 fois). *Musca cibaria* (1 fois), *Elophilus pendulus* (2 fois) ; nous trouvons trois cas où les larves n'ont pas été reconnues spécifiquement.

Fort peu de temps avant la publication de ce travail, le Rev. Jenyns (1) avait fait connaître un cas fort intéressant, et qui semble de nature à entraîner la conviction. Il s'agit d'un clergyman âgé d'environ 70 ans qui se plaignait de faiblesse générale, perte d'appétit et surtout d'une sensation désagréable à l'épigastre, comme un mouvement de trépidation (tremulous motion). Ces symptômes ont débuté au printemps de 1836, et ce n'est que pendant l'été et l'automne que les larves furent observées. Elles furent évacuées à différentes reprises en très grande quantité et leur expulsion continua par intervalles aussi abondante durant plusieurs mois. Les larves étaient toutes presque d'égale taille ; très vivantes au début, elles grouillaient avec activité. Le malade n'avait pas souvenir d'avoir jamais rien éprouvé de semblable, et, aussitôt l'évacuation terminée, sa santé se rétablit, mais jamais complètement. Jenyns ajoute que les symptômes présentés par le malade ont fait

1. *Transact. of the Entom. Soc. of London*, 1839, p. 152.

leur apparition dès le printemps et que néanmoins les larves n'ont pas paru au dehors avant l'été et l'automne suivant, c'est-à-dire à peu près au moment de leur plein développement. Il semble donc probable qu'elles ont pénétré dans l'estomac à l'état d'œufs, puis qu'après leur éclosion elles ont passé dans les intestins où elles n'auront pas eu de peine à trouver leur nourriture, si, comme de Geer l'affirme, elles vivent habituellement dans les excréments.

Les larves en question appartenaient à l'*Anthomyia canicularis* (Meig.). C'est au même genre, bien qu'à une espèce un peu différente que M. le professeur Laboulbène (1) a rapporté des larves qu'il a pu élever et voir produire des insectes parfaits. Ces larves provenaient d'une femme qui souffrait depuis quelque temps de douleurs dans la région stomacale, avait perdu le sommeil et l'appétit. Le 12 octobre 1855, elle prit de l'huile de ricin et, après des efforts violents, elle vomissait au milieu de mucosités une cinquantaine de petits animaux sur lesquels elle appela l'attention de son médecin. Un grain d'émétique amena l'expulsion par les vomissements de deux autres petits vers et par les selles d'une vingtaine d'autres. Aujourd'hui elle est plus soulagée, elle a plus d'appétit; le sommeil est bon (Observat. du Dr Jules Dubois).

Le De Judd (2) rapporte aussi un cas où cinquante larves (*Anthom. scalaris* (Meig.) furent évacuées du gros intestin d'un enfant dans le Kentucky; il les a également suivies jusqu'à l'état d'insectes parfaits.

Ce sont, du reste, les larves des différentes espèces d'an-

1. Laboulbène et Robin, *Comptes-rend. de la Soc. de Biol.* 1856, p. 8.
2. *Amer. nat.*, 1876, p. 374.

thomia qui ont le plus fréquemment été observées dans le tube digestif.

A la liste des espèces que nous venons de citer nous devons ajouter la *Mydœa vomiturationis* (Rob. Desv.), dont M. Robineau-Desvoidy a fait une espèce nouvelle pour quelques individus adultes qui lui avaient été communiqués par M. Guérin-Menneville. Ils provenaient de larves trouvées vivantes dans la matière d'un vomissement d'une malade qui mourut en 1845 à la suite de longues souffrances accompagnées de céphalalgie, vertiges et vomissements. M. Duméril rendit compte de l'histoire de cette malade à l'Académie de médecine dans la séance du 22 septembre 1846 ; c'est lui qui avait élevé ces larves et en avait vu provenir l'insecte parfait.

Enfin les deux observations suivantes concernent une larve de diptère qui n'avait pas encore été signalée. Dans la première, due à M. Henri Roger (1) il s'agit d'une femme qui souffrait de coliques intenses :

« Le 5 juillet 1851, après un lavement, la malade aperçut au fond du vase de nuit, mêlé à la bouillie fécale (il n'y avait pas d'urine) un peloton de matière glaireuse blanchâtre, dans laquelle étaient, pour ainsi dire, emprisonnés une vingtaine de petits vers, et en outre au moins autant de ces vers nageaient dans le dépôt liquide. Retirés du vase ces corps paraissaient évidemment animés et se mouvaient. Elle en recueillit quelques-uns et me les apporta le jour même ; quand je les détachai du lambeau en apparence muqueux, pseudo-membraneux auxquels ils étaient adhérents je ne les trouvai plus animés de mouvements. A partir de ce moment les coliques ont cessé comme par enchantement. »

1. *Comptes-rend. de la Soc. de Biologie*, 1851, p. 88.

La seconde observation est plus compléte ; elle a été recueillie avec tant de soin et un tel ensemble de précautions qu'elle semble ne plus laisser place au doute.

« Vers la fin du mois de mai 1852, M. Callier, étudiant en médecine, vint prier M. Rayer de déterminer la nature de *petits vers* qu'un malade avait rendus quelques jours auparavant ; ces prétendus vers furent reconnus pour des larves encore vivantes.

M. F., âgé de 39 ans, d'une santé assez délicate, a été atteint d'une bronchite dans le courant de janvier 1852. Depuis cette époque, il a conservé une toux habituelle, plus fréquente pendant la nuit et quelquefois assez fatigante pour l'empêcher de dormir. Le 13 mai dernier, il éprouva un malaise assez général sans qu'aucune partie du corps fût spécialement douloureuse ; l'appétit continuait à être assez bon. Cet état, qui était accompagné de constipation, n'a pas changé jusqu'au 20. Ce jour-là, il sortit vers deux heures pour se promener ; mais à peine avait-il fait quelques centaines de pas qu'il ressentit une vive douleur au côté gauche, douleur qui semblait fixée dans la région de la rate. M. F. rentra chez lui et le soir il fut pris d'un frisson suivi de beaucoup de chaleur ; on lui prescrivit un purgatif et un vésicatoire fut appliqué sur la région douloureuse. La nuit fut mauvaise ; le lendemain, quoique la douleur eût un peu diminué, le malade était fort abattu. Pour calmer la toux il prit du sirop de Karabé et se tint à la diète ; la région de l'estomac était un peu douloureuse. Le purgatif ne produisit que deux selles peu abondantes. Le lendemain 22, le malade prit deux lavements à l'eau de son ; le premier fut rendu avec peu de matières qui ne furent pas examinées ; l'administration du second fut suivie de douleurs très-vives, ayant été rendu presque sur le champ ; il ne contenait pas de matières fécales, mais un grand nombre de *petits vers*, quelques centaines au moins. Le 23, deux lavements furent de nouveau administrés ; dans le premier on remarqua encore un assez grand nombre de *petits vers*, et M. Callier, témoin du fait, en recueillit dans le voisinage de l'anus, l'évacution du deuxième lavement n'en amena que 6 ou 7. Le

24, on n'en trouva plus dans les évacuations. Depuis ce jour jusqu'au 3 juin, on a remarqué encore dans quelques-unes des évacuations 2 ou 3 de ces petits vers. Depuis cette époque la toux a continué plus ou moins, mais l'appétit est revenu et le malade a repris son genre de vie habituel.

Lorsqu'il a été constaté que ces *petits vers* n'étaient autre chose que des larves, M. Rayer a prié M. Callier de prendre des renseignements précis sur la nourriture habituelle du malade. Depuis les premiers jours de mai, elle consistait en une tasse de lait prise le matin pour déjeuner, et le dîner se composait de mouton, d'asperges ou de pommes de terre ; le soir, M. F. prenait ordinairement une tasse de thé.

M. Callier déclare s'être assuré que le clysopompe qui servait à l'administration des lavements était parfaitement propre, et il affirme que le vase dans lequel les évacuations étaient recueillies était soigneusement nettoyé après chaque évacuation ; il ajoute enfin que la personne qui a rendu ces petits vers ne peut être soupçonnée de supercherie. Quoi qu'il soit, si les larves ont été réellement rendues par le malade, on ne peut supposer que les aliments cuits dont il se nourrissait depuis quelque temps aient pu contenir les œufs qui les ont fournies. Quand aux phénomènes morbides présentés par le malade, ils paraissent presque tous, à part la douleur de flanc et celle de l'estomac, se rattacher à une exaspération de la bronchite habituelle du malade (1). »

M. Davaine a étudié ces larves et les a trouvées identiques à celles qui sont le sujet de l'observation précédente et qu'il a décrites et figurées, mais il n'a pu les déterminer ; en ayant placé quelques-unes dans la viande pour obtenir l'insecte parfait, il les a vu mourir au bout de cinq jours, ce qui n'a rien d'étonnant puisque nous savons maintenant

1. Davaine, comptes-rend. de la Soc. de Biol, 1852, p. 96.

par les travaux de M. le professeur Laboulbène (1) qu'elles appartiennent à la *Teichomyza fusca,* Macq., et vivent habituellement dans l'urine.

Il semble résulter de cette observation que M. Davaine admet que ces larves avaient été réellement rendues par le malade ; M. Laboulbène, qui les a décrites, se range à cette opinion et fait remaquer que ce n'est pas un des traits les moins curieux de l'histoire de la Teichomyza que sa nocuité dans certaines circonstances. Il se borne à faire observer que cette fois encore il ne s'agit pas d'un insecte spécialement nuisible à l'espèce humaine, qu'il n'y a pas plus de *Teichomyza hominis* qu'il n'y a d'œstre humain ou de Culex propre à l'homme à l'exclusion des autres animaux domestiques ou sauvages.

Mais depuis M. Davaine est revenu sur cette opinion et pour lui la *Teichomyza* ne peut pas se trouver réellement vivante dans le corps humain.

« J'ai été consulté, à Paris, dit-il dans la deuxième édition de son *Traité des Entozoaires*, en 1877, fort souvent, même par des médecins occupant une situation élevée, pour des larves de mouches que l'on confond avec des oxyures ou que l'on prend pour quelque nématoïde encore inconnu. Ce sont des larves de la taille des oxyures et fort agiles, qui vivent dans les platras imbibés d'urine. Elles appartiennent à une mouche longue, noirâtre, paresseuse, réunie souvent avec d'autres par groupes nombreux dans les latrines ou dans les coins des murs malpropres ; cette mouche est la *Teichomyza fusca,* de Macquart. Sa larve m'a été

1. *Ann. de la Soc. Ent. de Fr.* 1867, p. 33.

communiquée pour la première fois en 1851 par le Dr H. Roger, qui la croyait provenir d'un malade, et je l'ai décrite comme étant la larve d'un diptère encore inconnu : je l'ai observée de nouveau et décrite en 1852. Un savant entomologiste, mon ami le Dr Laboulbène, l'étudia en 1867, et détermina à quelle mouche elle appartient ; mais il conserva l'opinion qu'elle peut vivre en parasite chez l'homme.

Ayant eu l'occasion de voir plusieurs fois chaque année des individus qui se croyaient atteints de ces *vers*, j'ai pu m'assurer que ces larves ne vivent nullement en parasites et reconnaître la cause des erreurs commises à ce sujet.

Les larves de *Teichomyza fusca* sont agiles et s'il leur arrive, dans leurs pérégrinations de tomber dans un vase émaillé ou poli, elles n'en sortent pas facilement. Les individus pressés par la dysurie, des coliques, de la diarrhée, se servent précipitamment de ces vases sans y prendre garde ; lorsqu'ensuite ils examinent leurs déjections ils aperçoivent les larves qui s'agitent et croient les avoir rendues.

Il m'a suffi, en général, d'expliquer aux prétendus malades la cause de leur erreur pour qu'elle ne se reproduisît plus ; quelques-uns, plus difficiles à convaincre, se sont soumis, bon gré mal gré, à des purgatifs qui n'ont pas déterminé l'expulsion des vers qu'ils croyaient avoir ; d'autres n'ont été rassurés qu'après avoir vu qu'ils cessaient de trouver des vers dans leurs déjections, lorsqu'ils se servaient de chaises et non de la cuvette des lieux d'aisance.

J'ai vu de ces prétendus malades qui s'étaient soumis pendant plusieurs mois de suite à des traitements anthelmintiques et à des purgations répétées. »

Frappés pourtant de la concordance des détails dans les faits rapportés, de leur fréquence, de l'attention avec laquelle quelques uns ont été observés, c'est alors que nous avons tenté d'aborder la question ; il fallait pour espérer la résoudre, rechercher si la structure anatomique de ces larves présente quelques particularités qui les rendent capables de résister à l'influence d'un milieu en apparence aussi contraire à la vie que l'est le tube digestif de l'homme, ensuite instituer quelques expériences pour vérifier les indications de la théorie et les appuyer ou les infirmer par une démonstration expérimentale. Il nous reste à faire connaître les résultats auxquels nous sommes parvenu.

La *Teichomyza fusca* était tout indiquée comme type pour ces recherches, d'abord parce que l'anatomie de sa larve n'est pas encore connue, ensuite parce qu'il est relativement facile de s'en procurer un nombre suffisant d'individus et de les élever, surtout parce que c'est à propos d'elle qu'un observateur d'une aussi haute compétence que M. Davaine s'est prononcé.

Nous devons exprimer ici notre vive gratitude à M. le professeur Laboulbène pour les indications précieuses que nous lui devons, à M. le professeur Lacaze-Duthiers pour la bienveillance avec laquelle il a mis à notre disposition les ressources de son laboratoire de la Sorbonne.

CHAPITRE III

ORGANISATION DE LA LARVE DE LA *Teichomyza fusca*, MACQ.

LARVA acephala, grisea, sublente asperule spinulosa : elongata, antice attenuata, postice bicaudata mandibulis nigris; stigmatibus anticis 18 — digitatis, posticis nigris, rotundatis longiter exsertis; lateribus mamillis ambulatoriis instructis. Longitudo sex lineas æquat (12 à 13 mill.)

Pupa nuda, oblonga, rufescens seu fusca; antice segmentis primis supra declivis; postice fortiter emarginata; segmentis intermediis spinosis nec haud tuberculatis. Longitudo quatuor lineas cum dimidia attingit (10 mill.).

Imago fusco brunea, obscura, ultro citroque cinerea; scutello albicante, alis infuscatis. Longitudo duas lineas usque ad duas lineas cum dimidia attingit (1).

Extérieur. — Le corps de la larve qui, au moment de l'éclosion a à peine un millim. de longueur, atteint et dépasse un centim. quand il a acquis son plein développement; il est composé de douze segments si l'on y comprend le segment antérieur ou *pseudocéphale*. Celui-ci, pyriforme, tronqué supérieurement, présente plus rapproché de la face ventrale que de la face dorsale, l'orifice buccal (pl. I, *fig.* 3, *o*), ovalaire et garni d'une couronnne de douze plaques chitineuses, transparentes, placées symétriquement en deux groupes de six, un dorsal, un ventral et dont l'extrémité libre est arrondie et finement denticulée; latéralement se voient deux éminences des téguments surmontées chacune d'un tubercule aplati, *t*. Au-dessous et sur la face ventrale on observe de chaque côté de la ligne médiane un certain nombre d'élevures chitineuses, *p*, aplaties, tubulaires, disposées en séries linéaires transversales et dont la saillie diminue pour disparaître bientôt à mesure qu'on s'éloigne de l'orifice buccal soit sur les côtés, soit inférieurement. Un

1. A. Laboulbène, *ann de la Soc. Ent de Fr.* 1867, p. 33.

assez grand nombre d'épines, mais très petites occupent aussi la face ventrale de ce premier segment; sur la face dorsale elles sont plus nombreuses et plus fortes mais sans atteindre les dimensions qu'elles acquerront sur les anneaux suivants. Enfin cette face postérieure montre encore supérieurement deux petits organes antenniformes (pl. I, *fig*, 2 et 3, *a*) composés d'une base renflée et saillante et d'un petit article ovalaire, hyalin dans le jeune âge et prenant une légère coloration bleue plus tard.

C'est à l'extrémité inférieure du premier segment qu'apparaissent vers le sixième jour après l'éclosion les stigmates supérieurs sur lesquels nous reviendrons en traitant de la respiration. Bornons-nous à dire pour l'instant que chez un animal arrivé au terme de son développement larvaire ils sont situés un peu dorsalement et se montrent formés par seize à vingt digitations (pl. II, *fig.* 10 *et* 11) disposées en éventail et partant d'une base élargie un peu triangulaire, supportée sur un col étroit (1) ; l'éventail est comme courbé en fer à cheval et la base est excavée en cupule.

Tous les anneaux suivants, à l'exception du dernier, sont semblables entre eux, sauf les dimensions, et ne montrent pas de distinction en segments thoraciques et segments abdominaux. Ils sont ordinairement peu distincts les uns des autres ; leur diamètre va en augmentant jusqu'au huitième pour décroître ensuite et il en résulte pour l'animal une forme ovoïde parfois légèrement contournée en *S*.

1. M. le professeur Laboulbène indique dix-huit digitations comme le nombre normal; nous en avons rencontré le plus souvent seize, mais fréquemment aussi dix-huit, deux ou trois fois dix-neuf.

La larve est entièrement recouverte d'une cuticule assez épaisse, de nature chitineuse et d'une grande résistance à l'action des réactifs, et c'est d'elle que dépendent les aspérités spinuleuses si abondamment répandues sur le corps (pl. I, fig. 5, c.). Parfois bifurqués ou même trifurqués, mais généralement simples, ces crochets (*fig.* 5 *et* 6) sont implantés sur une base circulaire, légèrement contournés et terminés par une pointe très-aiguë qui regarde en bas : ils paraissent plus forts et plus nombreux sur la face dorsale que sur la face ventrale et disparaissent sur le dernier segment.

C'est à eux que nous rapportons les petits organes, évidemment en rapport avec la locomotion que l'on désigne ordinairement sous le nom de *pseudopodes* (pl. I, *fig.* 5, *p.*). Ils ne nous paraissent guère mériter ce nom car ils sont absolument dépourvus de tout appareil musculaire et incapables d'exécuter d'autres mouvements que ceux qui leur sont communiqués par la contraction des téguments. Là où ils atteignent leur maximum de développement, c'est-à-dire sur les bords latéraux des septième et huitième anneaux, ce sont de petits mamelons constitués seulement par une élévation des téguments au-dessus de laquelle la cuticule chitineuse s'épaissit considérablement et se termine par une couronne de cinq ou six épines très-petites. Si on les considère en s'avançant vers l'extrémité céphalique de l'animal on voit le mamelon diminuer de plus en plus et tout l'organe est réduit, à partir du segment métathoracique, au crochet composé qui le surmonte. On en trouve aussi répartis, mais non au hasard, sur d'autres points du tégument que les bords latéraux des segments et on peut trouver toutes les transitions entre ces crochets composés les mieux conformés et les épines simples du tégument.

Ces *crochets ambulatoires*, les plus petits, forment au nombre de 8 ou 10 une ceinture complète vers le milieu du segment pseudocéphalique ; quatre autres forment encore une ligne transversale sur la face dorsale du premier segment thoracique, mais il y a de nombreuses variations individuelles. Puis on ne les rencontre plus guère que sur la face ventrale des segments abdominaux, où ils sont en tout semblables aux crochets latéraux, surmontant comme eux un mamelon cutané ; M. Laboulbène a donné une figure très-exacte de leur disposition sur la face ventrale de l'animal.

Le dernier segment du corps est très-allongé et présente sur la face ventrale, à sa partie supérieure, l'orifice anal (pl. I, *fig.* 1 *a*), ovalaire, transversal, fermé par un sphincter musculaire. Ce segment est bifurqué inférieurement et c'est au sommet de chaque bifurcation que viennent s'ouvrir les stigmates inférieurs (pl. I, *fig.* 1 *b*). Sur leur sommet s'insèrent une couronne de longues épines (pl. II, *fig.* 6 *cr*), fines et recourbées qui sont d'un grand secours à l'animal pour se fixer et se mouvoir.

Système musculaire. — Les téguments sont partout doublés d'une couche musculaire formée de faisceaux, larges, aplatis, entrecroisés dans tous les sens. En outre, indépendamment de l'appareil très compliqué qui préside aux mouvements des crochets mandibulaires et qui comporte des muscles protracteurs, des muscles rétracteurs et des muscles transversaux, on trouve deux systèmes de muscles, un dorsal, un ventral, absolument symétriques à droite et à gauche comme aussi pour les faces dorsale et ventrale et dont chacun se compose de :

1° Deux muscles longitudinaux s'insérant en haut de chaque côté de l'orifice buccal et en bas à une certaine distance sur les téguments ;

2° Deux autres muscles longitudinaux s'insérant sur la ligne médiane au point de bifurcation de l'extrémité inférieure et en haut sur les téguments à la hauteur de l'anus ;

3° Deux séries de muscles arqués allant latéralement de la limite supérieure à la limite inférieure de chaque segment ;

4° Enfin une série de muscles transversaux naissant des mêmes points que les précédents et se portant chacun du bord droit au bord gauche du corps.

C'est le point d'insertion d'où ces deux dernières sortes de muscles partent en rayonnant, un en haut, un en bas, le troisième transversalement qui seul permet sur l'animal vivant de fixer aisément les limites de deux segments contigus et le nombre des segments du corps.

Appareil digestif. — L'appareil mandibulaire se compose de pièces cornées, de couleur brun foncé, paires et symétriques, au nombre de trois de chaque côté ; les deux premières sont indépendantes l'une de l'autre, mais les moyennes et les inférieures sont unies sur la ligne médiane.

1° Les premières, ou *mandibules* proprement dites (pl. I, *fig.* 1 *et* 2, *md*), ont la forme de crochets arqués dont la concavité regarde la face ventrale de l'animal ; terminées supérieurement en une pointe forte et aiguë, elles offrent au-dessous de celle-ci trois ou quatre denticulations plus petites ; à partir de là elles s'élargissent et sont terminées inférieurement sur leur bord dorsal par un tubercule hémisphérique qui s'articule dans une cavité correspondante de la pièce suivante, *mc*, tandis que le bord ventral se prolonge en une sorte de talon destiné à limiter en avant la course de la mandibule.

2° La pièce moyenne, *mc*, offre grossièrement la forme d'un F majuscule ; elle est très allongée et va en s'amincissant vers son extrémité inférieure qui est tronquée et fortement articulée ou plutôt soudée avec la pièce inférieure, *l* ; elle n'est pas mobile sur celle-ci, et leur indépendance primitive n'est décélée que par une petite ligne transversale peu distincte. Le bord supérieur est épais et présente dorsalement une petite cupule pour l'articulation du condyle mandibulaire ; en avant il offre une saillie, puis une surface plane légèrement excavée qui correspondent exactement aux saillies et dépressions de la mandibule et lui fournissent ainsi un point d'appui solide. Cette partie supérieure, allongée transversalement, s'unit sur la ligne médiane à celle du côté opposé ; il en est de même d'une apophyse qui se détache transversalement vers le milieu de la tige.

3° Une grande pièce inférieure en forme de lame et présentant deux fortes échancrures, l'une en haut, l'autre en bas, termine inférieurement cet appareil mandibulaire. Il est difficile d'en donner une description détaillée, car sa forme varie au cours du développement ; mais on peut s'en faire une idée suffisamment exacte en supposant deux haches placées verticalement le manche en haut, et parallèles ; le manche très court s'unit à la tige de la pièce précédente qu'il semble continuer ; ajoutons que leurs bords antérieurs s'infléchissent en dedans l'un vers l'autre e vont s'unir par leur extrémité supérieure sur la ligne médiane; ils paraissent soudés, mais nous les avons vus se séparer l'un de l'autre après une assez longue macération.

De ce qui précède, on voit que l'appareil buccal de notre larve est constitué par un système de trois paires de pièces dans lequel on peut reconnaître le type fondamental des appendices de la bouche chez les insectes masticateurs. Les crochets supérieurs représentent évidemment les *mandibules*; nous n'hésitons pas à considérer la pièce intermédiaire comme une *mâchoire* et l'ensemble des deux pièces inférieures comme l'homologue de la *lèvre inférieure*. Mais, pour être absolument certain de l'homologie de ces parties, il serait indispensable d'en suivre le développement et d'étudier avec le plus grand détail leurs connexions nerveuses.

Les pièces que nous venons de décrire sont mises en mouvement par un grand nombre de muscles très développés et, outre les muscles protracteurs et rétracteurs, on trouve sur les côtés deux sortes de sangles musculaires à fibres horizontales qui ferment latéralement la cavité comprise entre les pièces buccales. Une autre membrane assez mince la limite antérieurement, s'attachant sur le bord antérieur rectiligne des pièces buccales; elle est renforcée par dix ou douze faisceaux musculaires (pl. I, *fig.* 2, *mu.*), parallèles, qui vont se terminer brusquement à la partie supérieure de l'œsophage, *œ*. Enfin, en arrière, celui-ci se dilate en conservant à peu près la même structure qu'il aura plus bas, jusqu'au niveau du bord postérieur de la bouche. Il résulte de cette disposition la formation d'une sorte de *bulbe buccal*, *b*, globuleux, renfermant les appendices masticateurs. Les mandibules seules peuvent faire saillie hors de l'ouverture buccale à la fois par la portraction de tout l'appareil et par le renversement en dehors des lèvres de cet orifice, ces deux mouvements reconnaissant la même cause, l'action des muscles protracteurs qui s'insèrent sur les téguments au voisinage de la bouche.

L'œsophage (pl. I, *fig.* 1, *œ*) est un conduit grêle, cylindrique, de calibre uniforme, présentant une couche de fibres musculaires longitudinales et tapissé par un épithélium de cellules cubiques. Il n'offre pas de dilatation ou jabot, mais aussitôt après avoir traversé le collier nerveux œsophagien qui l'enserre étroitement, il s'infléchit latéralement et va se jeter dans le gésier.

Le *gésier*, *g*, se montre à nous comme une poche ovalaire, à parois très résistantes, formées de deux couches presque égales en épaisseur ; l'externe est constituée par des cellules très granuleuses, à noyau très évident, l'interne par des fibres musculaires entre-croisées dans tous les sens, mais dont la plupart naissent en rayonnant de l'extrémité inférieure de l'œsophage. Le calibre de ce renflement ne dépasse pas celui de l'œsophage, et nous n'avons jamais vu les aliments y séjourner, mais, au contraire, le traverser rapidement pour ne s'arrêter que dans l'estomac. Aussi tout en lui conservant ce nom de gésier consacré par l'usage, entendons-nous ne préjuger en rien son rôle physiologique, d'autant plus que l'animal ne se nourrit que de matières liquides et n'a nul besoin d'un organe triturant.

A la suite de cette première poche vient immédiatement

le véritable estomac, le *ventricule chylifique* (pl. I, *fig.* 1, *vv*). Aussi large, sinon plus, que le gésier à son extrémité supérieure, il va en se rétrécissant au point de ne bientôt plus dépasser le diamètre de l'intestin qui lui fait suite; il est légèrement bosselé dans toute son étendue et extrêmement développé puisqu'il atteint cinq fois environ la longueur du corps. L'énorme surface qu'il offre au travail digestif est encore augmentée par la présence de quatre diverticulums, *d*, *bourses ventriculaires*, qui naissent de son extrémité supérieure et entourent le gésier. D'une longueur assez considérable, capables par leur diamètre d'admettre les matières alimentaires, elles ne doivent nullement être considérées comme des organes glandulaires spéciaux, mais comme de simples poches accessoires du ventricule chylifique avec lequel leur structure est d'ailleurs identique.

Tout l'estomac est tapissé par un épithélium très-développé formé de grandes cellules jaunâtres, polygonales par suite de leur compression réciproque; leur noyau est assez gros, central, très-apparent même sans l'action des réactifs et se colore fortement en rouge vif par le picrocarminate d'ammoniaque, tandis que le contenu cellulaire se colore faiblement en brun rougeâtre. Nous n'avons pu trouver dans aucune partie du ventricule chylifique rien qui ressemblât aux utricules glandulaires souvent décrits par les auteurs chez les insectes; il est donc probable qu'ici la sécrétion gastrique ne s'opère qu'au moyen de cet épithélium qui offre tous les caractères d'un tissu sécréteur.

Le ventricule chylifique, après avoir décrit un certain nombre de circonvolutions, se continue sans ligne de démarcation extérieure avec l'intestin, *i*. Mais, outre que leurs limites respectives sont indiquées par l'insertion des *tubes de Malpighi*, *mm*, elles le sont plus nettement encore par l'aspect qui change brusquement (pl. I, *fig*. 4). A cet épithélium glandulaire, jaunâtre, réduisant sensiblement par son épaisseur la lumière du tube stomacal (pl. I, *fig*. 4, *ch*.), nous voyons succéder sans transition un épithélium pavimenteux, très aplati, doublant une membrane très mince, en sorte que l'intestin est, en réalité, plus large que l'estomac auquel il fait suite. Il est en revanche moins long, et n'a pas plus de trois fois environ la longueur du corps. Il est lisse et présente le même diamètre dans toute son étendue ; il va, après plusieurs circonvolutions enchevêtrées avec celles du ventricule chylifique s'ouvrir à l'anus, *a*, sans former de poche stercorale ou de rectum à proprement parler ; pourtant, sa partie terminale présente des parois plus épaisses et très musculaires, mais la transition se fait d'une manière insensible.

L'anus, fermé par un sphincter musculaire énergique, forme une fente transversale à bords plissés sur la face ventrale du dernier segment, non loin de son extrémité supérieure.

ANNEXES DU TUBE DIGESTIF. *Glandes salivaires*. — Au nombre de deux, elles sont situées sur la face ventrale de chaque côté de la ligne médiane (pl. I, *fig*. 1, *ss*) ; ce sont deux ampoules allongées, pyriformes, légèrement flexueuses, terminées en pointe inférieurement. Elles sont constituées par une membrane hyaline doublée d'une couche de cellules sécrétantes ; le produit de la sécrétion tombe dans la cavité centrale qui fait office de réservoir, et est évacué par les canaux excréteurs. Ceux-ci cylindriques, finement striés transversalement, se continuent en bas avec la membrane externe de la glande et en haut vont bientôt se réunir sur la ligne médiane en un canal unique, *e*, qui s'ouvre sur la face ventrale du bulbe buccal entre les deux pièces moyennes de l'appareil masticateur (*pl. I, fig.* 2, *e*).

Tubes de Malpighi. — Ils naissent, au nombre de deux paires (pl. I, *fig.* 1, *mm*), en bas par une extrémité fermée arrondie, maintenue en situation par une bride connective, dans l'angle formé par les deux troncs trachéens principaux et ceux qui s'en détachent pour porter l'air au tube digestif. D'une coloration brun-rougeâtre foncé, ils ont environ deux fois la longueur du corps, se portent d'abord directement en haut jusqu'au voisinage de la masse nerveuse, puis, après quelques circonvolutions, s'unissent deux à deux pour déboucher latéralement au moyen d'un tube commun très-court, (pl. I, *fig.* 4, *b*) à droite et à gauche de la terminaison du ventricule chylifique ; leur épithélium est, dans ce point, identique et continu avec celui du ventricule chylifique, mais à mesure qu'on s'en éloigne il se modifie insensiblement.

L'apparence des cellules est à peu près la même ; elles sont seulement plus arrondies et se montrent chargées, mais inégalement, de granulations brunes très petites qui sont évidemment la sécrétion spéciale des tubes de Malpighi et leur donnent leur coloration spéciale. Ces cellules sont très grandes ; elles atteignent bien la moitié du diamètre du tube dont le calibre serait ainsi presque entièrement oblitéré si elles formaient partout une couche continue ; aussi manquent-elles çà et là et les granulations sont en liberté dans le canal, comme si la cellule qui leur a donné naissance s'était résorbée pour en permettre l'évacuation. D'autres cellules sont plus petites, ne dépassant pas beaucoup le volume de leur noyau, dépourvues de granulations ; celles-ci sont évidemment plus jeunes, tandis que d'autres où le noyau a déjà disparu semblent sur le point de disparaître à leur tour. Tel est, à ce qu'il nous a semblé, le mode de formation de la sécrétion urinaire ; une cellule se forme autour d'un noyau, grandit, produit dans son intérieur les granulations caractéristiques, se résorbe en les mettant en liberté. Nous avons dit sécrétion urinaire ; en effet, en dissolvant ces petites concrétions dans une goutte d'acide azotique sur une lamelle de verre, nous avons par l'action de l'ammoniaque après évaporation vu apparaître la coloration rouge pourpre caractéristique de l'acide urique.

Tissu adipeux splanchnique. — Nous rapprochons le tissu adipeux des organes de la digestion, car il est aujourd'hui admis généralement que son rôle essentiel est de nourrir l'animal pendant le temps d'immobilité et de mort apparente que dure la nymphose et de faire, en grande partie du moins, les frais des nouveaux organes que doit acquérir l'insecte parfait. Ici, ce tissu n'existe pas encore au moment de l'éclosion, et ce n'est que le quatrième ou cinquième jour qu'on le voit faire son apparition : il est alors constitué par des cellules très transparentes réunies çà et là en petits groupes. Bientôt les cellules s'accroissent en nombre et en volume, les petits amas qu'elles forment se rapprochent et se soudent en deux grands lambeaux longitudinaux situés de chaque côté de la ligne médiane dans presque toute la longueur du corps ; ils sont maintenus en position par quelques brides connectives. Le tissu adipeux continue à se développer et dans les derniers jours du développement on le trouve partout, interposé entre toutes les circonvolutions du tube digestif et formant à tous les organes une sorte de coussin. La constitution est toujours la même ; ce sont de grandes cellules fortement comprimées les unes contre les autres et polyédriques, à paroi mince, mais bien distincte. Le noyau est central, sphérique, assez gros et facile à colorer ; le protoplasma de la cellule n'est pas granuleux, mais renferme un nombre plus ou moins considérable, selon les cas, de granulations graisseuses, sphériques et réfractant fortement la lumière.

De chaque côté de la partie supérieure du corps, formant comme une sorte de manchon autour des glandes salivaires, on trouve un amas d'apparence glandulaire à première vue ; mais nous n'avons pu lui trouver ni réservoir ni canal excréteur ; il est seulement fixé antérieurement aux téguments par une bride conjonctive. Il est identique au tissu précédent (pl. I, fig. 7) ; même aspect, même grandeur des cellules, même noyau, mêmes sphérules graisseuses, réfringentes, mais en outre chaque cellule renferme un certain nombre de cristaux (pl. I, fig. 8) sur la nature et le rôle desquels nous ne sommes pas fixés. Ils sont transparents, de coloration verte assez intense, solubles dans l'alcool et se montrent sous deux formes principales : les uns, plus petits, sont des rectangles très allongés, presque des aiguilles ; les autres sont plus volumineux et carrés, leur abondance varie dans des limites étendues, sans que nous ayons pu en surprendre la cause.

Appareil respiratoire. — Comme chez toutes les larves d'insectes, la respiration se fait uniquement par des trachées *tubuleuses*, c'est-à-dire que le fil spiral est continu dans toute l'étendue de l'appareil respiratoire, et que les trachées ne présentent pas, comme chez les insectes parfaits, surtout les espèces à vol continu et rapide, ces renflements vésiculeux ou *ballons*, qui ne sont, du reste, produits que par les efforts de l'animal pour se dégager de la pupe.

On ne trouve ici, comme chez un grand nombre de muscides, que deux paires de stigmates situées, l'une à l'extrémité inférieure du corps (pl. I, *fig.* 1, *b*), l'autre à l'union du premier et du deuxième segment ; mais leur disposition anatomique et leur développement méritent de nous arrêter quelques instants.

Chez une larve au moment de son éclosion, les stigmates inférieurs existent seuls et n'offriront pas pendant toute la vie larvaire de changement appréciable (pl. II, *fig.* 7, *b*). M. le professeur Laboulbène les décrit ainsi : « Ils sont terminés en demi-sphère, très foncés, rappelant l'aspect de certains clous arrondis, avec une base foncée aboutissant à une grosse trachée. L'extrémité arrondie de chaque stigmate est-elle perforée? C'est ce que je n'ai pu constater. Je n'ai point aperçu de pertuis, mais, en examinant de profil à un fort grossissement, des poils partant du bouton noir stigmatique et presque appliqués sur lui ; leur base est élargie et soudée à celle des poils voisins ; ils représenteraient, en fin de compte, une membrane très laciniée presque jusqu'à la base.

La disposition des stigmates nous ferait penser qu'ici, comme dans beaucoup de larves de Diptères, les orifices stigmatiques ne seraient pas ouverts, mais obturés par une très fine membrane. Ce point intéressant d'anatomie et de physiologie mérite de nombreuses recherches (1).

Il nous semble qu'on ne peut guère considérer les poils qui s'insèrent au pourtour du stigmate comme formant les bords très déchiquetés d'une membrane et jouant un rôle dans l'absorption de l'air ; ils sont très rigides et servent à l'animal à se fixer, ainsi qu'on peut s'en assurer en essayant d'enlever une larve avec une aiguille d'une feuille de papier ou d'une planche de bois : on y réussira rarement sans en briser quelques-uns. Ont peut s'assurer aussi qu'ils sont de nature chitineuse par leur résistance à tous les réactifs, même à l'action d'une solution concentrée et chaude de potasse. Ce sont donc plutôt des crochets en rapport avec la locomotion, comparables aux épines qui couvrent tout le corps de l'animal.

De plus, en observant de jeunes larves plongées dans l'eau pour permettre l'examen microscopique, nous avons été frappé d'abord de la difficulté de leur faire immerger leur extrémité inférieure, puis de ce fait que nous avons pu constater à plusieurs reprises et sur la plupart des animaux soumis à notre observation, que ces stigmates, une fois submergés, laissaient sourdre une bulle d'air, et cela sous la seule influence des contractions du corps, indépendamment de toute compression. Nous avons supposé qu'il devait y avoir là un orifice, car nous n'avons jamais pu cons-

1. A. Laboulbène, *Ann. de la Soc. Ent. de Fr.* 1867, p. 33.

tater de lambeaux résultant de la déchirure d'une membrane. Mais examinant plusieurs jours après une larve conservée dans de la glycérine, nous avons constaté avec étonnement l'apparence lobée qu'offraient ces stigmates, apparence toute différente de celle qu'ils présentent pendant la vie.

Ayant alors examiné avec soin des animaux qui avaient macéré dans de l'eau pure assez longtemps pour qu'un commencement de putréfaction ait anéanti la contractilité musculaire, nous avons été assez heureux pour voir la pointe du cône s'émousser et une compression très modérée nous l'a montrée se décomposant en six lobes arrondis, parfaitement réguliers, à contour très net, entre lesquels s'ouvre un orifice circulaire.

Ainsi, dans notre larve, les stigmates inférieurs sont ouverts et permettent le libre accès de l'air d'une façon semblable à celle que L. Dufour a signalée dans la Piophile du jambon (1) ; les six lobes formés de tissu contractile, comme le tube qui leur fait suite, peuvent au gré de l'animal s'étaler ou en se rapprochant fermer l'accès des voies respiratoires aux liquides ou aux vapeurs irrespirables.

Il part de ces stigmates inférieurs deux gros troncs trachéens (pl. II, *fig.* 1, t) qui, grêles à l'origine, se renflent bientôt au point d'être très visibles à l'œil nu, puis s'effilent, et chez une larve au premier jour de son existence se terminent en cône fermé, *t*, au niveau de l'extrémité inférieure du deuxième segment.

Mais, pas plus à l'extrémité supérieure qu'à l'extrémité

1. Metam. de la *Piophila petasionis*, *Ann. des Sc. nat.*, 1844, 3e Sér. T. I, p. 371.

inférieure, les trachées elles-mêmes n'arrivent au contact des tégum:nts. Elles sont formées de trois couches, ou plutôt, comme il est admis aujourd'hui par la plupart des auteurs, de deux seulement, le fil spiral qui les maintient béantes n'étant qu'un épaississement de la membrane interne dont il ne peut être isolé. La membrane externe, hyaline, offre un double contour très net (pl. II, *fig. g*); elle est appliquée d'une manière assez lâche sur la trachée et présente de distance en distance des bosselures dues à la présence d'un noyau ovalaire persistant, *n* ; celui-ci est rendu très évident par l'action du picrocarminate d'ammoniaque qui le colore en rouge carmin foncé tandis que la membrane elle-même reste incolore.

Cette membrane externe se prolonge en bas jusqu'au contact de la cuticule épidermique à l'extrémité de chaque bifurcation (pl. II, *fig.* 6 et 7, *c*); elle se renfle même en massue et s'y insère suivant une ligne circulaire qui, chargée de pigment, donne à une observation superficielle l'illusion d'un orifice. La trachée proprement dite, *t*, avec son fil spiral, s'arrête vers le sommet de chaque bifurcation et s'ouvre à plein canal dans un tube de calibre plus étroit. Celui-ci est formé d'une membrane mince, coloré en brun par des granulations pigmentaires très fines et très nombreuses et c'est lui qui forme à son extrémité les boutons stigmatiques, *b*, dont nous avons parlé et dont la structure est identique à la sienne ; il est contractile, caractère que ne présentent jamais les trachées.

Les deux trachées principales se terminent en pointe, dans les premiers jours de la vie larvaire au niveau du deuxième segment (pl. II, *fig.* 1, *t'*). Mais là, dès cette époque, la membrane trachéenne externe se prolonge et se renfle à son extrémité pour venir s'attacher aux téguments à l'union du premier et du deuxième anneau (*fig.* 2, *c*) et tout l'espace qu'elle circonscrit se montre alors rempli de cellules évidemment formatives ; elles sont petites, à peine déformées par leur compression réciproque, remplies d'un protoplasma très granuleux et montrant un noyau très réfringent; elles se colorent facilement. Toute cette partie est éminemment contractile. De l'amas ovalaire qui le termine supérieurement se détache bientôt, vers le troisième jour, un prolongement de même structure qui s'accroît les jours suivants (*fig.* 3, *c'*), mais sans jouer jusqu'à présent de rôle actif. En même temps, il se forme au milieu de ce tissu un tube comparable à celui qui termine les troncs trachéens en bas (*fig.* 4, *t'*) : même aspect, mêmes granulations pigmentaires ; il s'embouche aussi sur l'extrémité de la trachée qui s'est ouverte pour le recevoir et à son extrémité supérieure il se dilate en une sorte d'entonnoir finement festonné sur le bord, *st* ; mais celui-ci ne s'ouvre pas librement à l'extérieur et se contente de repousser au devant de lui la mince cuticule chitineuse qui recouvre les téguments de l'animal (*fig.* 8) ; il arrive ainsi à faire une saillie très appréciable de chaque côté du pseudocéphale.

Les choses restent en cet état pendant plusieurs jours ; puis, vers le dixième jour de la vie de la larve, on voit apparaître sur le lobe supérieur de l'amas cellulaire terminal dont nous avons parlé deux rangées de tubercules, l'un sur le bord de la face dorsale, l'autre sur celui de la face ventrale, réunis au sommet et offrant ainsi de chaque côté l'apparence d'un fer à cheval à concavité inférieure au milieu duquel se trouve le bouton stigmatique supérieur Ces bourgeons d'abord très-hyalins, peu saillants et maintenus réunis par la cuticule qu'ils repoussent devant eux, s'allongent rapidement. En même temps, ils s'isolent les uns des autres et forment bientôt deux petits panaches latéraux que nous ont semblé le plus souvent composés de seize digitations (*fig.* 5).

Jusqu'ici ces digitations sont sans connexion avec l'appareil respiratoire ; mais bientôt les cellules dont chacune est composée donnent naissance à un tube semblable à celui qui termine la trachée ; tous ces tubes s'unissent inférieurement en une base commune excavée en cupule, du centre de laquelle émerge le bouton stigmatique (*fig.* 11, *p*) ; elle forme une poche qui s'allongeant inférieurement s'abouche avec le tube du stigmate dont elle a la structure et va ainsi s'ouvrir à l'extrémité supérieure de la trachée *t* ; puis le bouton stigmatique ainsi que le petit tube qui le supporte s'atrophie et disparaît ; vers le quinzième jour, nous n'avons pu en trouver aucune trace (*fig.* 10).

Arrivée à ce degré de développement, chaque digitation se montre formée par un tube membraneux très fin, fortement pigmenté et ouvert à son extrémité supérieure (*fig.* 9, *d*) ; mais il n'est pas pour cela en libre communication avec le milieu ambiant, étant toujours revêtu par la cuticule épidermique, *ch*, en sorte que les échanges ne peuvent se faire qu'à travers cette paroi qui, du reste, est ici d'une minceur extrême.

Les deux troncs trachéens longitudinaux, que L. Dufour a proposés d'appeler *trachées artères*, situés dans la région dorsale du corps sont d'abord unis au niveau de la dernière paire de crochets ambulatoires par un tronc commissural assez volumineux, *c*. Ils sont unis aussi par le système trachéen sous-cutané qui se compose pour la face dorsale de six paires de trachées, *pp*, absolument symétriques jusque dans leurs plus petites ramifications, naissant presque à intervalles égaux du bord interne des troncs principaux et se portant de bas en haut ; elles s'anastomosent avec leurs homologues du côté opposé sur la ligne médiane. Du bord externe des trachées artères naissent six autres branches, *vv*, qui se portent fortement en haut, contournent les flancs et vont se distribuer à la face ventrale des téguments en s'anastomosant également à plein canal avec celles du côté opposé.

Outre ces branches cutanées, il naît encore sur la face ventrale des troncs principaux et au niveau de la commissure qui les unit inférieurement deux troncs, d'abord renflés et volumineux, *d*, qui s'effilent bientôt et vont porter l'air à toutes les circonvolutions du tube digestif.

Notons encore que près de sa terminaison, chaque tronc principal émet une branche, la plus supérieure, *b*, qui va se ramifier de chaque côté du bulbe buccal, et celles-ci tout près de leur origine donnent deux troncs, *n*, qui s'unissent bientôt par une commissure très lâche et vont se terminer en un riche réseau à la surface des ganglions nerveux post-œsophagiens.

D'après la disposition de tous les troncs trachéens qui remontent de bas en haut en formant un angle très aigu avec ceux qui leur ont donné naissance, on peut prévoir que la marche de l'air aura lieu dans le même sens, par conséquent que les stigmates inférieurs seront les orifices *inha-*

lants, et cette manière de voir sera confirmée quand on observe qu'une larve plongée dans l'eau, c'est-à-dire dans un milieu impropre à sa respiration, ne semble nullement incommodée tant que ses stigmates inférieurs émergent du liquide ; elle fait, au contraire, de grands efforts pour s'échapper dès que ceux-ci sont immergés et n'apportent plus à ses organes l'air qui leur est nécessaire. Nous devons pourtant faire observer que la larve peut vivre plusieurs jours plongée dans un milieu irrespirable pour elle, comme l'eau, grâce probablement à la faculté qu'elle possède de fermer ses stigmates inférieurs et de vivre pendant ce temps sur la provision d'air que renferme ses troncs trachéens si volumineux.

Appareil circulatoire. — Le vaisseau dorsal occupe la ligne médiane du dos et on en peut voir les contours et les mouvements sans ouvrir l'animal ; il suffit d'examiner sous une compression modérée un individu soumis au jeûne depuis quelque temps pour éviter les matières opaques contenues dans l'intestin. C'est un organe allongé, fusiforme, dont le plus grand diamètre est rapproché de l'extrémité inférieure, et qui s'étend depuis le onzième anneau en bas jusqu'au huitième en haut. Il est terminé inférieurement en pointe obtuse (pl. I, *fig.* 9) et divisé en quatre chambres ou *ventriculites* à peine indiquées par de légers étranglements. Malgré l'observation la plus attentive nous n'avons trouvé jamais que trois paires d'orifices ; mais nous n'osons pas affirmer qu'aucun ne nous ait échappé ; on sait, en effet, que ces orifices sont au nombre de quatre paires chez la plupart des mouches et il en est très probablement de même chez leurs larves.

Quoi qu'il en soit, à une très faible distance de sa pointe inférieure, le cœur se dilate et porte en ce point une paire de boutonnières, *o*, ovales, regardant directement en bas. Il est facile d'observer sur l'animal vivant, grâce à la transparence des tissus, que les deux lèvres inférieure et supérieure de ces orifices se réfléchissent en dedans pour former une sorte de valvule ; pendant la diastole, en effet, les lèvres sont écartées, tandis que, sous l'influence de la marche du sang de bas en haut, la lèvre inférieure est, pendant la systole, relevée et appliquée contre la lèvre supérieure. La même disposition se retrouve dans les deux autres paires d'orifices.

Nous ne trouvons pas ici d'*ailes du cœur* à proprement parler ; mais, outre que l'extrémité inférieure est maintenue par un grand nombre de petits faisceaux musculaires, *m*, qui vont s'attacher aux téguments à peu près au niveau de l'anus, on peut voir encore que toute la surface du cœur est recouverte d'un réseau extrêmement délicat de fibres musculaires entrecroisées dans tous les sens, puis se réunissant pour aller s'attacher par petits groupes sur les côtés des téguments de la face dorsale, *m'*. La face ventrale du cœur présente un réseau musculaire semblable, mais les fibres qui s'en détachent vont se rendre à deux rangées de cellules, *c*, situées longitudinalement de chaque côté et en avant du cœur. Ce sont deux séries de cellules de très grande taille, un peu allongées, au nombre d'une trentaine de chaque côté environ, toutes unies entre elles au moyen de tractus qui nous ont semblé musculaires et contractiles. Ces cellules ont une paroi assez épaisse, très transparente, sur laquelle viennent se perdre les fibres musculaires du vaisseau dorsal; leur contenu est granuleux, leur noyau petit et peu distinct, mais il est mis en pleine évidence par l'action de l'acide acétique. D'autres fibres musculaires, probablement la continuation de celles qui viennent du cœur, en partent et vont les fixer aux téguments.

En avant le cœur s'effile insensiblement et va se continuer, sans ligne de démarcation bien tranchée, avec une *aorte* tuberculeuse, à parois délicates, et non contractiles; nous avons pu la suivre jusque dans le voisinage des ganglions cérébroïdes, mais il nous a été impossible de voir si elles s'y termine on non par une bifurcation.

Le sang qui remplit le cœur et toute la cavité viscérale est un liquide incolore qui charrie, mais en petit nombre, des globules sphériques, incolores et qui par l'aspect et la grandeur rappellent assez les leucocytes des animaux supérieurs.

Système nerveux. — La chaîne ganglionnaire ventrale (*pl.* 1, *fig.* 10) est ici à son maximum de concentration. ce fait est une exception à la règle générale que, chez les larves d'insectes, les ganglions abdominaux sont isolés et distincts plus que chez l'adulte, mais cette règle souffre de nombreuses exceptions et presque tous les Diptères sont dans ce cas.

Au moment de l'éclosion, le système nerveux entier est représenté par une masse ganglionnaire unique, un peu plus longue que large, occupant le quatrième et le cinquième segment. Il en part de chaque côté des nerfs presque tous égaux en diamètre dont les derniers se portent directement en bas, les moyens transversalement, les supérieurs en haut, au nombre de une paire par segment. Du bord supérieur de la masse ganglionnaire se détachent deux troncs nerveux plus volumineux, *md*, qui se rendent aux muscles des crochets mandibulaires. L'œsophage, *œ*, passe en arrière du ganglion et non au travers comme l'a décrit et figuré M. Joly chez des larves d'œstrides. Bien que celles-ci offrent avec les larves de Teichomyza que nous avons seules étudiées des différences anatomiques assez considérables, nous ne croyons pas que cette observation soit complètement exacte, même chez les œstres ; ce serait là une exception unique chez les arthropodes, et morphologiquement la partie de la masse ganglionnaire située en arrière de l'œsophage représenterait les vrais ganglions cérébroïdes ; or, M. Joly a constaté, comme nous l'avons fait nous-même, le développement ultérieur des ganglions cérébroïdes en arrière de la masse nerveuse primitive ; celle-ci est donc tout entière le représentant de la chaîne ganglionnaire ventrale des autres arthropodes et à cette période du développement les ganglions post-œsophagiens n'ont pas encore fait leur apparition.

Mais bientôt l'extrémité supérieure de la masse ganglionnaire se renfle et présente latéralement deux tubercules hémisphériques qui s'infléchissent en arrière de chaque côté de l'œsophage, l'embrassent étroitement et finissent par s'unir sur sa face dorsale au moyen d'une commissure extrêmement courte, *c*. Les ganglions cérébroïdes ainsi formés grandissent rapidement en conservant leur forme sphérique, et chez une larve arrivée au terme de son développement ils sont au moins aussi volumineux pris dans leur ensemble que la masse ganglionnaire ventrale dont l'accroissement est bien moins prononcé. Mais même alors on n'en voit partir aucun filet nerveux, et ce n'est que chez l'adulte que le système nerveux prendra son développement et ses rapports définitifs.

Nous n'avons pu, à aucun âge, trouver chez nos larves trace de système stomato-gastrique.

Elles ne présentent ni yeux, ni organes de l'audition, et on voit que les petits organes biarticulés de l'extrémité céphalique ne doivent pas être considérés comme de véritables antennes, puisqu'ils ne reçoivent aucun filet nerveux des ganglions cérébroïdes.

Biologie. — La *Teichomyza fusca* a été décrite pour la première fois par Macquart en 1835 ; elle était fort commune à Lille. Mais déjà en 1827 Robineau-Desvoidy avait signalé sa présence à Paris où elle était inconnue auparavant. Depuis lors elle s'avança vers les départements du Centre et du Midi. Robineau-Desvoidy l'a retrouvée successivement à Melun, à Orléans, puis, en 1848, à Auxerre. Un peu plus tard L. Dufour a étudié l'anatomie de l'animal adulte sur quatre individus seulement qu'il avait pu rencontrer à Bordeaux. Enfin, en 1867, M. Laboulbène la trouvait à Agen où elle était encore très rare ; aujourd'hui elle y est très commune et s'est répandue dans tout le Midi de la France. Cette espèce n'est donc pas autochtone et nous vient des contrées septentrionales. Mais par quels moyens et sous quelle influence se produit cette expansion géographique relativement rapide puisque la mouche a des habitudes sédentaires et est, d'ailleurs, incapable d'un vol prolongé ? Doit-on admettre avec certains auteurs Allemands que les larves sont entraînées par les eaux et que la propagation de l'espèce s'effectue au moyen des rivières et des fleuves? Le fait n'est pas impossible bien qu'en France les cours d'eau ne coulent généralement pas du nord au sud. Mais nous avouons n'avoir pas pu réunir assez de renseignements pour trancher cette question si intéressante de distribution géographique.

Robineau-Desvoidy a réclamé la priorité pour la description de cet insecte; il l'avait nommé *Scatella urinaria* parce que ses larves vivent dans l'urine humaine et non dans le ciment des latrines, écuries, étables, etc., qu'elles tendraient sans cesse à dégrader, suivant l'opinion de Macquart. M. Laboulbène confirme cette idée, et nous-même n'avons jamais rencontré ces larves que dans les endroits humides d'urine; où nous les avons même trouvées le plus abondamment, c'est dans certains urinoirs en fonte, mal entretenus; elles cherchent de préférence les coins où la poussière s'accumule et forme avec les excréments de la mouche qui fréquente les mêmes endroits un magma boueux, toujours humecté d'urine. Ces larves ne se montrent jamais à l'air libre, quoiqu'en captivité elles ne fuient pas la lumière; elles ont seulement horreur de la sécheresse qui les fait périr assez rapidement; on peut les élever facilement dans un vase jusqu'à leur métamorphose en insectes parfaits pourvu qu'on ait soin de les humecter d'urine de temps en temps.

Leurs fortes mandibules servent peu à la mastication puisque l'animal vit exclusivement de matières liquides. En revanche, elles sont l'agent principal de la locomotion. Leurs crochets tournés vers la face ventrale prennent un point d'appui aux moindres aspérités, puis une contraction musculaire qui se propage de la tête à l'extrémité caudale porte en avant successivement toutes les épines disséminées sur la surface du corps et celles-ci, ayant toute leur pointe tournée en bas, portent le corps en avant chaque fois qu'il s'allonge après une contraction.

Les crochets ambulatoires latéraux jouent aussi un rôle important dans la locomotion. Quant aux deux bifurcations inférieures, elles mériteraient véritablement le nom de *pseudopodes* et la couronne de forts crochets dont elles sont armées sont pour les larves de puissants organes de fixation; on en voit souvent, sans autre point d'appui, se dresser sur leur extrémité caudale explorant les régions voisines avec leur extrémité céphalique, surtout quand on les fait ramper à la surface inférieure d'une lame de verre, par exemple; elles sont alors continuellement fixées la tête en bas, fixées par leurs crochets terminaux. Les larves sont alors si fortement accrochées aux moindres aspérités du verre qu'on a quelque peine à les détacher, et si on les prend dans cette position sur du papier ou du bois, un corps rugeux quelconque, il est impossible de les enlever sans briser bon nombre de ces crochets. Une pareille disposition, jointe aux nombreuses et fortes épines que présentent les téguments, rend ces larves très-propres à s'accrocher partout et à rester fixées même après leur mort.

Si l'on songe aussi que la cuticule chitineuse qui enveloppe et protège tout le corps et dont les crochets ne sont que des prolongements, est presque inaltérable à tous les agents on ne sera pas surpris qu'introduites accidentellement dans quelque cavité naturelle du corps humain, comme dans le tube digestif, elles puissent se fixer fortement sur ses parois, n'être pas entraînées par le torrent des matières alimentaires et n'être expulsées que plus tard dans un état de conservation parfait.

Mais nos larves peuvent-elles trouver dans le tube digestif de l'homme les conditions nécessaires à leur existence? Sans doute, elles n'y trouvent pas d'aliment approprié, mais la réserve de graisse que renferme leur tissu adipeux splanchnique et qui servira à la consommation des tissus pendant la période de nymphose, leur permet de faire face à un long jeûne.

Mais c'est la respiration qui est ici le point essentiel. Là encore les conditions anatomiques et biologiques que présente l'animal ne semblent pas défavorables à un assez long séjour dans nos organes.

A l'état de liberté nos larves vivent dans un milieu très-humide, généralement de consistance boueuse ; elles y sont plongées presque entièrement à l'exception de leur extrémité caudale qu'elles ont soin de toujours tenir émergée, et ce petit point blanc est souvent le seul indice de leur présence quand on observe attentivement, à l'aide de la loupe, les matières où on a espoir de les rencontrer.

Si on les place dans un vase renfermant une couche d'une faible épaisseur d'urine, milieu qu'elles affectionnent particulièrement, on les voit aussitôt se fixer à l'aide de leurs mandibules au fond du vase et osciller lentement, leurs stigmates inférieurs étant toujours maintenus au-dessus de la couche de liquide. Si on accroît graduellement l'épaisseur de celle-ci on voit d'abord l'animal redresser de plus en plus son corps jusqu'à la verticale, puis s'allonger autant qu'il peut, mais comme il ne présente pas un aussi grand développement de ses derniers segments que les larves d'*Eristalis* ou d'*Elophilus* qui vivent dans les mêmes conditions, il a bientôt atteint sa limite extrême d'allongement, et dès lors on le voit quitter, comme à regret, sa position première pour s'élever en rampant, le long des parois du vase jusqu'à un point d'où il puisse faire émerger ses stigmates inférieurs.

Ainsi donc, la larve de Teichomyza respire l'air en nature au moyen de ses stigmates inférieurs et ne se soucie nullement que ses stigmates supérieurs soient immergés ; ils le sont, du reste, presque constamment. Nous avons vu plus haut qu'on doit considérer les stigmates inférieurs comme inhalants. Est-ce à dire qu'on ne doive regarder les stigmates supérieurs que comme jouant un rôle nul ou insignifiant dans la respiration ? A voir la minceur de la membrane qui les ferme, le nombre et le développement de leurs digitations, il semble déjà permis de leur assigner un rôle actif. Frappé de la ressemblance qu'ils offrent avec les *pseudo-branchies* de certaines larves, celles de certaines Ephémérides, par exemple, nous avons été tenté de penser qu'ils pourraient jouer le même rôle et être adaptés à une respiration aquatique quand accidentellement la respiration aérienne ne peut s'effectuer, mais nous n'avons aucun fait bien concluant à l'appui de cette hypothèse.

Il est de fait qu'une larve immergée complètement dans un liquide ferme immédiatement ses stigmates inférieurs en appliquant les uns contre les autres les six lobes de la rosette terminale, d'où résulte cette apparence de bouton imperforé qu'on peut seul observer à l'examen microscopique, celui-ci devant naturellement se faire dans un liquide, eau, glycérine ou autre.

Les larves de Teichomyza peuvent résister très longtemps à l'asphyxie; c'est ainsi qu'ayant enfermé dans un vase bien clos et contenant des matières imbibées d'urine des mouches adultes avec des larves, nous avons vu ces dernières vivre sans paraître incommodées dans cette atmosphère rapidement viciée alors que les mouches avaient depuis longtemps péri asphyxiées.

Nous avons aussi plongé des larves dans différents liquides pour nous assurer de leur degré de résistance. Elles vivaient encore à la fin du troisième jour dans l'eau, dans l'huile d'olive, dans une solution concentrée de sel marin, dans une solution de gomme arabique, bien que ne montrant plus que de rares mouvements; mais une fois retirées et portées à l'air libre elles ont repris bientôt toute leur activité. Elles sont mortes au bout de quarante heures environ dans une solution concentrée d'alun, et au bout de quinze heures dans une solution de potasse caustique, de quinze heures aussi dans l'alcool. Enfin l'acide acétique et l'acide azotique étendu de moitié d'eau les tuent en dix heures, l'acide osmique en une demi heure, l'essence de térébenthine en dix minutes, l'éther en une ou deux minutes. On peut voir que la mort est d'autant plus rapide, que le liquide est plus volatil.

La cuticule épidermique s'opposant complètement à l'absorption, celle-ci ne peut guère avoir lieu que par la fine membrane qui recouvre les stigmates supérieurs; il est aussi à remarquer que, tandis que ceux-ci restent épanouis dans l'eau, urine, etc., tous les liquides qui n'entraînent pas une mort rapide et semblent ne pas fournir de vapeurs délétères, dans les autres, au contraire, l'animal se contracte et rentre dans les anneaux suivants, l'anneau céphalique en sorte que par cet artifice, ses stigmates supérieurs rentrent aussi et sont logés dans une sorte de cavité formée par les anneaux suivants ; ils sont ainsi protégés, quoique d'une manière imparfaite.

Il nous semble certain que cette résistance à l'asphyxie doit être attribuée à la vaste capacité des réservoirs trachéens longitudinaux qui peuvent emmagasiner une quantité considérable d'air. Quoi d'étonnant dès lors que les larves puissent vivre quelque temps dans l'estomac tant sur leur provision d'air qu'au moyen de l'air dégluti avec les aliments ?

Claude Bernard avait déjà tenté de s'en assurer expérimentalement ; à cet effet il avait introduit des larves dans l'estomac d'un chien qui portait une fistule stomacale ; il les a retrouvées le lendemain et le surlendemain absolument intactes, mais mortes.

Nos expériences ont porté sur deux grenouilles, deux rats et un cobaye, et ces animaux ont été soumis au jeûne pendant la durée des expériences afin d'empêcher, autant que possible, que les larves fussent entraînées par les matières alimentaires.

Nous avons administré à chacune des deux grenouilles douze larves arrivées presque au terme de leur développement, puis l'une a été sacrifiée après quarante-huit heures, l'autre au bout de soixante-douze heures. Dans le corps de la première, nous avons retrouvé sept larves, dans celui de la seconde onze parfaitement conservées, montrant au microscope tous les détails de leur structure ; mais elles étaient privées de vie. Il n'y avait pas de matières alimentaires, mais l'estomac et l'intestin étaient remplis de mucosités épaisses ; les larves se trouvaient dans la dilatation que forme le rectum avant de s'ouvrir à l'anus, emprisonnées dans un magma glaireux fortement coloré en vert par la bile.

Nous avons fait prendre à chacun des trois autres animaux une trentaine de larves très jeunes et quelques autres plus âgées, contenues dans un peu d'eau, au moyen d'un tube introduit à l'entrée de l'œsophage.

L'un des rats a pris de la nourriture, et à l'autopsie, à la fin du second jour, nous n'avons pu retrouver aucune de nos larves dans les matières qui remplissaient l'estomac et l'intestin. Ses excréments n'ont pas été examinés.

Le cobaye a été sacrifié vingt-huit heures après avoir ingurgité les larves. Nous avons trouvé une dizaine seulement de larves dans l'estomac, aucune dans les intestins ; les autres nous ont échappé ou plus probablement ont été évacuées ; sur ces dix, six étaient encore vivantes, et parmi elles, une larve des plus âgées.

Enfin, le deuxième rat mis à mort après trois jours n'a pas montré de larves âgées, mais une dizaine de jeunes, sur lesquelles deux seulement ont pu revenir à la vie ; elles ne nous ont pas paru avoir augmenté sensiblement de volume.

RÉSUMÉ. CONCLUSIONS

En résumé, nous voyons que de toutes les larves d'insectes trouvées dans le corps humain les seules qui offrent quelque intérêt appartiennent aux diptères, famille des œstrides et des muscides.

Les œstrides n'attaquent l'homme que dans les régions intertropicales tant de l'Ancien que du Nouveau-Monde et tous appartiennent aux œstrides cuticoles. Les plus importantes de ces larves sont le *ver de Cayor* (Sénégal) le *ver Macaque* (Amérique centrale) et le *ver Moyocuil* (Mexique).

Mais on n'a jamais pu obtenir l'insecte parfait d'aucun d'eux et nous savons peu de chose sur leur histoire. Néanmoins nombre d'auteurs s'accordent aujourd'hui à les ranger dans le genre *cutérébra* ou mieux le genre *dermatobia* que Brauer en a détaché. Quoi qu'il en soit, aucune de ces larves n'est spéciale à l'homme ; il n'y a pas d'*œstrus hominis* et ces insectes n'attaquent l'homme qu'accidentellement.

Les larves de muscides ne sont pas parasites, sauf les tachinaires qu'on n'a jamais rencontrées chez l'homme ; mais elles vivent pour la plupart dans des matières en décomposition tant végétales qu'animales. Rien d'étonnant dès lors à ce que les mouches puissent pondre à la surface d'ulcères, de plaies mal entretenues, sur des pustules de petite vérole, etc., où les larves trouvent les matériaux nécessaires à leur développement ; mais ces espèces n'attaquent pas non plus l'homme volontairement, elles ne le font que par erreur et n'attaquent que les personnes malpropres et exhalant une odeur fétide.

Il ne faut pas même excepter le *Lucilia hominivorax*, Coq. qui cause de si graves accidents à Cayenne et au Mexique. Les larves signalées à la surface du corps ou dans les fosses nasales appartiennent aux espèces *Sarcophaga canaria*, Meig., *S. Wolfharti*, Portsch., *calliphora vomi-*

toria, Rob. Desv., *Anthomyia pluvialis*, Meig., *Lucilia Cæsar*, Rob. Desv., *L. hominivorax*, Coq. toutes espèces qui se développent sur les cadavres.

Nous inclinons à penser que les larves de muscides peuvent aussi vivre et se développer dans le tube digestif. On a signalé la *Calliph. vomitoria*, Rob. Desv., la *Lucilia Cæsar*, Rob. Desv., la *sarcophaga carnaria*, Meig., *Musca domestica*, Lin., *Musca cibaria*, Lin., *Anthomyia canicularis*, Meig., *A. scalaris*, Meig., *Mydæa vomiturationis*, Rob. Desv., *Teichomyza fusca*, Macq.

Les larves de la *Teichomyza fusca* que nous avons étudiées à ce point de vue sont revêtues d'une cuticule inaltérable aux agents chimiques, et ont le corps couvert d'épines qui les rendent propres à se fixer aux parois de l'estomac. Leurs réservoirs trachéens leur assurent une considérable provision d'air. Elles peuvent, plongées dans un milieu irrespirable, résister très longtemps à l'asphyxie. Enfin nos expériences nous ont montré des larves vivant encore après un séjour de vingt-huit heures dans l'estomac d'un cobaye, et trois jours dans celui d'un rat.

Mais les conclusions auxquelles nous arrivons pour les larves de Teichomyza peuvent-elles être étendues aux espèces voisines? Nous le croyons, car elles présentent toutes une remarquable uniformité dans les traits principaux de leur anatomie et aussi dans leur genre de vie. Mais pour l'affirmer il serait nécessaire d'étudier à ce point de vue plusieurs types; aussi nous proposons-nous dans des recherches ultérieures de multiplier et de varier ces expériences, et surtout de les établir comparativement entre des larves d'œstrides gastricoles et de muscides.

INDEX BIBLIOGRAPHIQUE

Outre les ouvrages de zoologie générale et médicale de Moquin-Tandon, Gervais et Van Benedeu, de Lanessan, etc., les articles *parasites* du *Dictionnaire de médecine et de chirurgie pratiques* par M. J. Chatin, *insectes nuisibles, mouches, larves, lucilie, etc.*, du *Dict. encyclop. des sc. médicales* par M. Laboulbène, consulter spécialement :

1749 **J. B. Bianchi.** — De nat. in humano corpore vitiosa morbosaque generatione historia, *Augustæ Torinorum, pars Tertia, p.* 344.

1788 **Gmelin.** — C. Linnei Systema naturæ, 13e *Édit., T. I, pars Tertia, p.* 2811.

1790 **J. A. Wohlfart.** — De vermibus per nares exsertis.

1808 **Car. Asm. Rudolphi.** — Entozoorum sive vermium intestinalium historia naturalis, *Amsterdam, T. I.*

1811 **Bateman.** — *Edinb. medic. and Surg. journal, vol. VII, p.* 41.

1815 **Bracy-Clark.** — An essay on the bots of the horse, and others animals.

1823 **Guyon.** — Mémoire pour servir à l'hist. nat. et medic. du ver macaque, *Bull. de la Soc. des sciences, arts et belles lettres du départ. du Var*, 3e *année*, 1836.

1830 **Hill.** — Account of the larva of a supposed *œstrus huminis* or a gad-fly, wich deposits its eggs in the bodies of the human species, *Edinb. new philosoph. journal, vol. VIII, p.* 284-288.

1833 **Is. Geoffroy Saint-Hilaire.** — Rapport sur trois notices relatives à l'existence de l'œstre chez l'homme. *Ann. de la Soc. Entom. de France, T. II, p.* 518.

1833 **Roullin.** — Des larves d'œstres chez l'homme, *l'Institut, T. I, n° 4, p.* 25.

1835 **Macquart.** — Hist. des diptères, T. II, p. 535.

1835 **Telem. Metaxa.** — Hist. de deux larves d'œstres extraites de l'oreille d'un paysan, *Memoire de zool. med., Rome, p.* 61-71.

1839 **Rev. L. Jenyns.** — Notice of case in wich the larvœ of a dipterous insect supposed to be the *anthomyia canicularis, Meig.*, were expelled in large quantities from the human intestines, *Transact. of the Entom. Society of London, vol. II, part* 3, *p.* 152.

1840 **F. W. Hope.** — On insects and their larvœ occasionnally found in the human body, *Transact. of the Entom. Soc. of London, vol. II, part* 4, *p.* 256, *plate* 22.

1843 **Raspail.** — Hist. nat. de la santé et de la mal. chez les anim. et les végét., *T. II, p.* 54.

1844 **C. J. Sundevall.** — Om *œstrus hominis, of vers. K. Vet. Akad. Forhandlgr., Stockolm, p.* 162-163.

1845 **J. Goudot.** — Observ. sur un diptère exotique dont la larve nuit aux bœufs, *Ann. des sc. natur.*, 3e *série, T. III, p.* 221.

1846 **N. Joly.** — Rech. anat. phys. et medic. sur les œstrides en général, et en particulier sur les œstres qui attaquent l'homme, le cheval, le bœuf et le mouton. *Ann. de la Soc. roy. d'agriculture de Lyon, p.* 246.

1849 **Robineau-Desvoidy.** — Sur les larves de diverses myodaires qui ont vécu au dépens de l'homme, *Ann. de la Soc. Entom. de France*, 2e *sér., T. VII, Bull. p. XVII-XIX.*

1851 **Cas. Davaine.** — Sur des larves rendues par les selles, *Comptes rendus de la Soc. de Biologie.* 1re *sér. T. III, p.* 112-113, *pl.* 1.

1851 **H. Roger.** — *Comptes rendus de la Soc. de Biologie,* 1re *sér. T. III, p.* 88-89.

1852 **C. Davaine.** — Larves rendues avec les selles par un homme de 39 ans, *Comptes rendus de la Soc. de Biologie,* 1re *sér., T. IV, p.* 96-97.

1853 **Ad. Ed. Grube.** — Ueber Vorkommen von Sarcophaga maden in den Augen und der nose des menschen, *Archiv. fur naturgesch.* 19 *Jahrg.* 1. Bd., p. 282-285.

1856 **A. Laboulbène et Ch. Robin.** — Sur une larve d'anthomyia, *comptes-rend. de la Soc. de Biologie*, 2e sér. T. III, p. 8.

1856 **Keferstein**. — Ueber œstrus hominis, *Werhandlg, n. d. zool. bot. Ver. in Wien*, Bd, 6, p. 637.

1858 **Ch. Coquerel**. — Note sur des larves appartenant à une espèce nouvelle de diptères (*Lucilia hominivorax*) développée dans les sinus frontaux de l'homme, *Ann. de la Soc. Entom. de France*, 3e sér., T. VI, p. 171-176.

1859 **Ch. Coquerel**. — Nouveau cas de mort produit par la *Lucilia hominivorax*, et description de la larve de ce diptère, *Ann. de la Soc. Entom. de Fr.*, 3e sér., T. VII, p. 233-237.

1859 **Ch. Coquerel**. — Note sur une larve d'œstride extraite du bras d'un homme à Cayenne, *rev. et magas. de zool.* 2e sér.. T. 11, p. 356-361.

1860 **S. H. Schuber**. — Verg. anatomie und physiologie das œstriden larve, *Sitzungsb. das Wiener akad.*

1860 **Brauer**. — Larves de cutérèbre, *Verhandl. de zool. botan. Wien. gesells.*, p. 677.

1861 **A. Laboulbène**. — Description et figure d'une larve extraite de la peau d'un homme à Cayenne, *Ann. de la Soc. Ent. de Fr.*, 4e sér., T. I, p, 249.

1861 **Brauer**. — Ueber den Sogenannten œstrus hominis, etc., *Verhandl, zool. botan. Wienn. gesselschaft.*

1862 **Ch. Coquerel et A. Sallé**. — Notes sur des larves d'œstrides développées chez l'homme au Mexique et à la Nlle Orléans, *rev. et mag. de zool.*, 2e sér., T. 11, p. 361-367.

1862 **P. Gervais**. — Larves supposées rendues par les selles, *Ann. de la Soc. Ent. de Fr.*, 4e série, T. II, Bull., p. XXVIII.

1862 **Ch. Coquerel et Aug. Sallé**. — Notes sur quelques larves d'œstrides, *Ann. de la Soc. Ent. de Fr.*, 4e sér., T. II, p. 781-794.

1862 **Ch. Coquerel et Mondière**. — Notes sur des larves de diptères développées dans des tumeurs d'appar. furonculeuses au Sénégal. *Ann. de la Soc. Ent. de Fr.*, 4e sér., T. II, p. 95.

1863 **Brauer.** — Monographie das OEstriden, *Wien.*

1867 **A. Laboulbène.** — Hist. des métamorphoses de la Teichomyza fusca, *Ann. de la Soc. Entom. de Fr.*, p. 33, pl. V.

1868 **A. Laboulbène.** — Sur un cas de Lucilia hominivorax au Mexique. *Bull. de la Soc. Entom. de Fr.*, p. 36-37.

1869 **B. D. Walsch.**— Larvœ in the human bowels, *Amer. Ent.*, T. II, p. 137.

1873 **S. J. Stroop.** — Larves d'œstres retirées d'un ulcère de l'épaule chez un enfant. *Améric. natural*, T. VII, p. 437.

1875 **J. Portschinsky.** — Plusieurs cas de larves de Sarcophaga Wohlfarti dans le corps humain, *Horœ Entomol. Rossicœ*, T. XI, p. 123-160.

1875 **Bérenger-Féraud.** — Larves de mouches se développant dans la peau de l'homme au Sénégal, *rev. des Soc. savantes*, T. VI.

1876 **A. Laboulbène.** — Larves d'anthomyia pluvialis dans l'oreille d'un malade, *Ann. de la Soc. Entomol. de Fr.*, 5e sér. T. VI, Bull., p. XXII.

1876 **G. S. Judd.** — Larvœ discharged from the lower intestine of a boy, *Amer. nat.*, T. X, p. 374.

1877 **Schoch.** — Larves de gasterophilus dans l'intestin d'une femme, *Mittheilung. Schweiz. Entom. gessels.*. p. 275.

1877 **Cas. Davaine.** — Traité des Entozoaires, 2e édit., p. CXXIX.

1878 **H. A. Hagen.** — On larvœ of insects discharged through the urethra, P. *Boston Soc.*, T. XX, p. 107-118.

1880 **J. P. Megnin.** — Les parasites et les maladies parasitaires.

1880 **P. A. Conil.** — Nouveaux cas de myasis observés dans la Prov. de Cordoba (Républ. argentine) et dans la Républ. de Venezuela, Period. zool. argent., T. III, p. 146-175.

EXPLICATION DES PLANCHES

PLANCHE I

Fig. 1. — *Tube digestif.* — *md*, mandibules ; *l*, pièce inférieure de l'armature buccale ; *œ*, œsophage ; *g*, gésier ; *vv*, ventricule chylifique très développé et présentant à sa partie supérieure quatre diverticulums, *d* ; *i*, intestin ; *a*, anus s'ouvrant sur la face ventrale du dernier segment abdominal.

ss, glandes salivaires débouchant entre les deux pièces buccales moyennes par un canal excréteur commun, *e* ; *mm*, tubes de Malpighi au nombre de deux de chaque côté s'ouvrant à l'extrémité inférieure du ventricule chylifique par un tronc commun très court.

p, dernière paire de pseudopodes ; *r*, muscles rétracteurs de l'extrémité inférieure du corps ; *t*, troncs trachéens longitudinaux, unis par une commissure transversale *c* et terminés inférieurement par les boutons stigmatiques *b*.

Fig. 2. — *Bulbe buccal vu du profil du côté droit.* — *a*, organe antenniforme ; *o*, orifice buccal ; *md*, mandibule droite ; *mc*, pièce moyenne représentant la mâchoire ; *l*, pièce inférieure très grande soudée avec celle du côté opposé et représentant la lèvre inférieure ; *b*, bulbe buccal ; *œ*, œsophage ; *e*, conduit excréteur des glandes salivaires ; *mu*, muscles longitudinaux renforçant la face antérieure du bulbe buccal.

Fig. 3. — *Pseudocéphale vu par la face ventrale.* — *a*, organe antenniforme ; *o*, orifice buccal entouré d'une couronne formée de douze pièces chitineuses et de deux tubercules charnus latéraux, *t* ; *p*, plaques chitineuses en séries transversales décroissant de haut en bas et de la ligne médiane sur les côtés.

Fig. 4. — *Point d'union de l'estomac et de l'intestin.* — *ch*, extrémité inférieure du ventricule chylifique ; *i*, intestin ; *b*, tronc commun des tubes de Malpighi, *mm*.

Fig. 5. — *Un crochet ambulatoire latéral.* — *p*, crochet terminé par une couronne de petites épines ; *t*, cuticule chitineuse des téguments ; *c*, épines à pointes tournées en bas.

Fig. 6. — Epines tégumentaires isolées.

Fig. 7. — Une partie du tissu adipeux splanchnique dont les cellules renferment, outre des sphérules graisseuses, de petits cristaux verts et allongés.

Fig. 8. — Les mêmes cristaux plus grossis.

Fig. 9. — *Extrémité inférieure du vaisseau dorsal, ouvert dans la partie gauche.* — *v*, cavité du cœur ; *o*, un des orifices montrant les deux lèvres réfléchies intérieurement ; *m*, muscles qui fixent la pointe inférieure du cœur ; *m'*, muscles nés d'un réseau délicat sur la face dorsale allant s'attacher par petits groupes aux téguments ;

c, cellules où viennent se réunir les fibres musculaires de la face ventrale du cœur.

Fig. 10. — *Système nerveux.* — *g*, masse ganglionnaire ventrale, unique ; *c*, ganglions cérébroïdes ; *nn*, nerfs qui vont aux divers segments ; *st*, nerfs qui vont aux stigmates inférieurs ; *md*, nerfs qui vont aux crochets mandibulaires.

PLANCHE II

Fig. 1. — *Appareil respiratoire d'une larve au deuxième jour de son existence vu par la face dorsale.* — *t*, troncs trachéens longitudinaux, terminés inférieurement par les boutons stigmatiques *st*, et supérieurement en cône fermé, *t'*. Ils sont unis inférieurement par une commissure transversale *c* et plus haut par six paires de trachées cutanées, anastomosées, *pp* ; *b*, trachées allant au bulbe buccal ; *n*, troncs se distribuant aux ganglions cérébroïdes ; *d*, troncs volumineux se distribuant au tube digestif ; *vv*, six paires de trachées se rendant aux téguments de la face ventrale.

Fig. 2, 3, 4, 5. — *Développement des stigmates supérieurs.* — *t*, trachées ; *g*, gaîne externe se renflant supérieurement en un amas cellulaire *c* ; *c'* amas secondaire dépendant de celui-ci ; *n*, noyaux de la gaîne externe. — Fig. 4 ; *st*, stigmate antérieur terminant le tube membraneux, *t'*. Fig. 5 ; *d*, digitation naissant de l'amas cellulaire *c'*.

Fig. 6. — *Stigmate inférieur.* — *t*, trachée ; *c*, terminaison de la gaîne cellulaire renflée en massue ; *b*, bouton stigmatique contractile terminé par un pavillon à six lobes, *n* ; *cr*, crochets terminaux.

Fig. 7. — Le même stigmate fermé.

Fig. 8. — *Extrémité d'un stigmate supérieur.* — *t*, trachée ; *p*, pavillon finement festonné ; *ch*, membrane épidermique mince qui le recouvre.

Fig. 9. — *Extrémité d'une digitation.* — *d*, tube membraneux ouvert à son extrémité, mais recouvert par la membrane épidermique, *ch*.

Fig. 10. — *Extrémité stigmatique supérieure droite au terme de son développement, vue de profil.* — *d*, digitations ; *e*, leur base excavée en cupule ; *t*, trachée.

Fig. 11. — *La même, vue de face, un peu moins avancée.* — Le pavillon stigmatique, *p*, n'a pas encore disparu ; *d*, digitations ; *t'*, tube membraneux les unissant à la terminaison trachéenne, *t* ; *g*, gaîne externe.

TABLE DES MATIÈRES

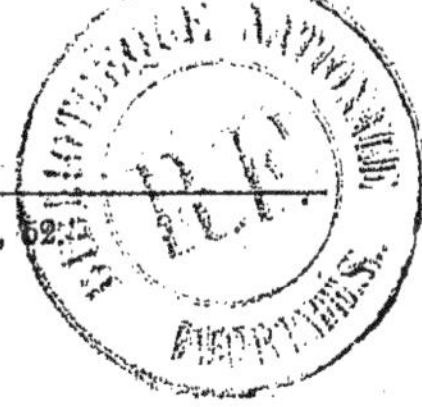

Imp. A. DERENNE, Mayenne. — Paris, boul. St-Michel, 52.

PL. II.

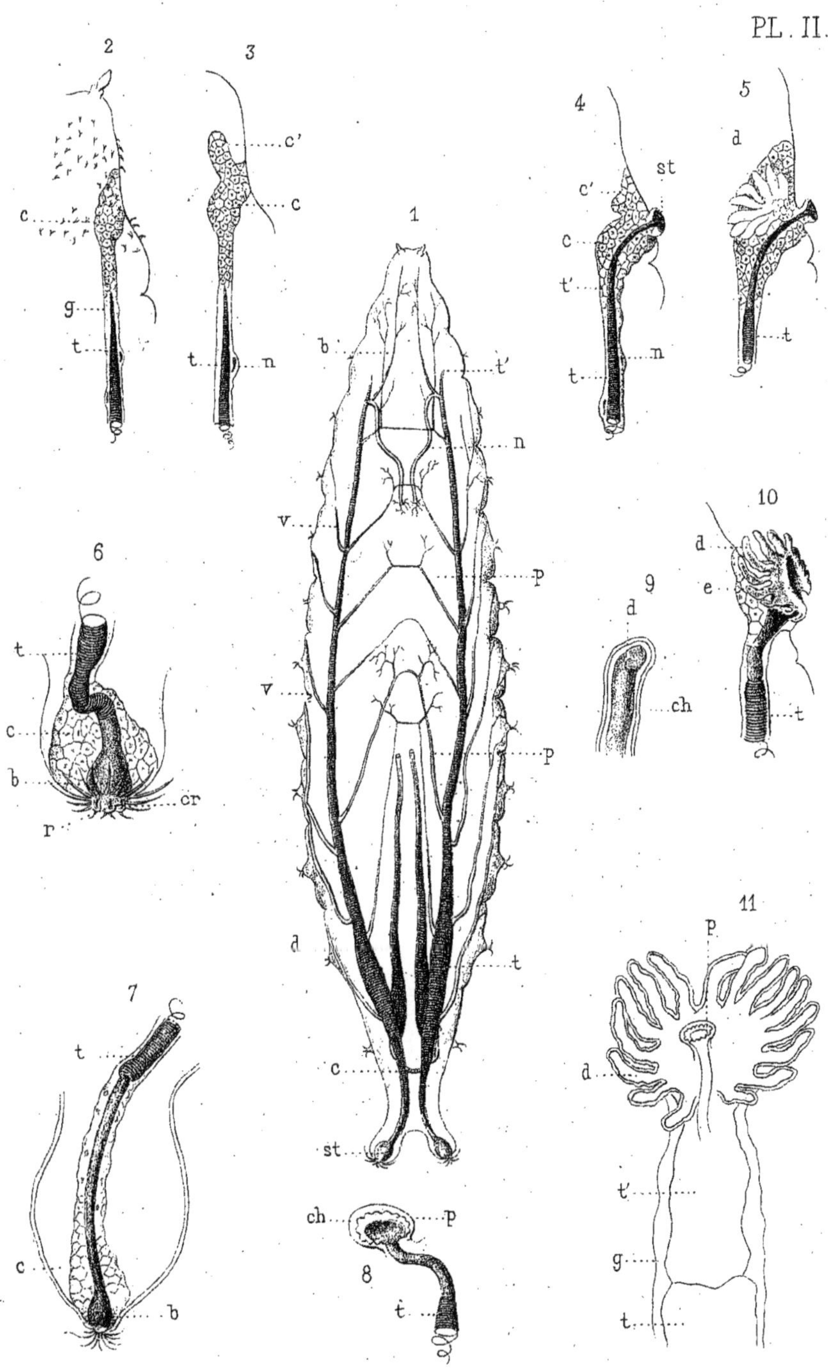

G. Pruvot ad nat. del.

Imp. Becquet, Paris.

PL. I.

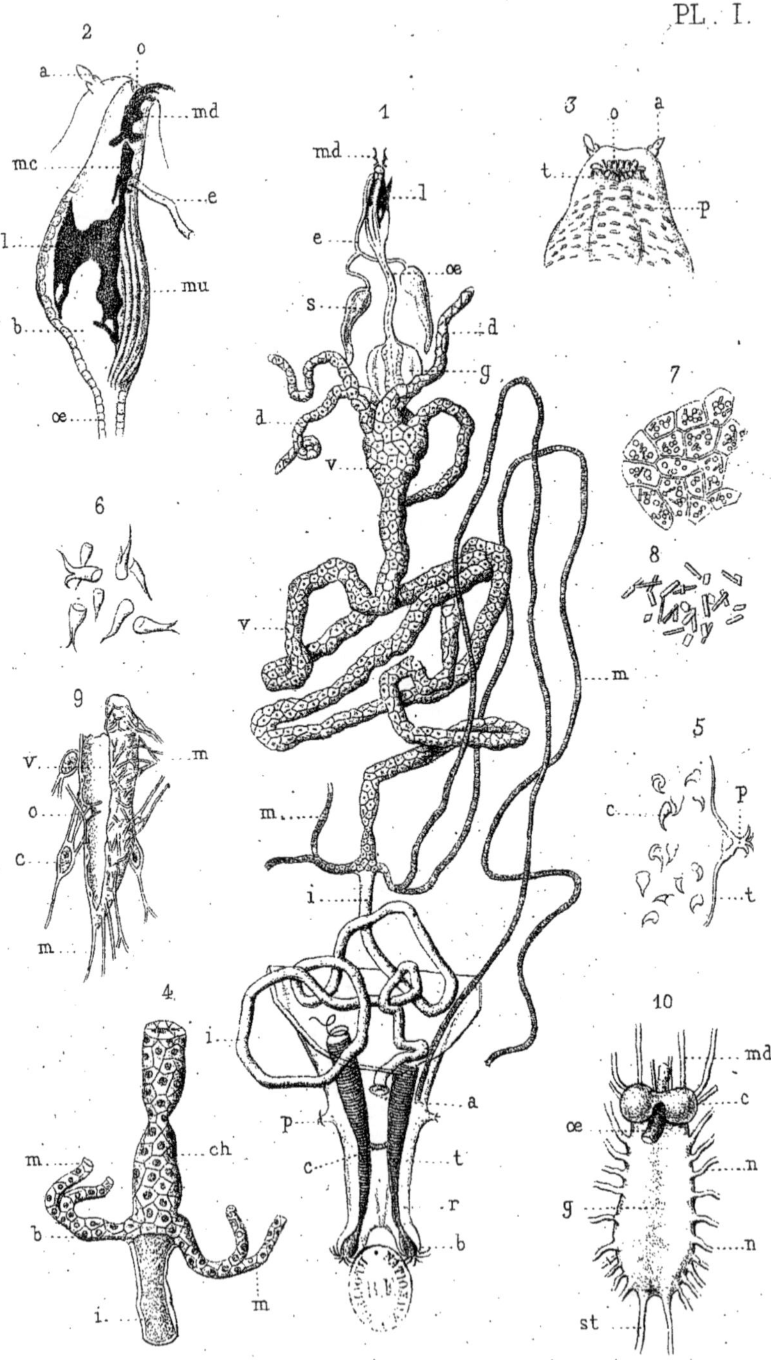

G. Pruvot ad nat. del.

Imp. Becquet, Paris.

www.ingramcontent.com/pod-product-compliance
Ingram Content Group UK Ltd.
Pitfield, Milton Keynes, MK11 3LW, UK
UKHW020937180726
13838UKWH00002B/998

9 782329 113548